CENTELHA
DIVINA

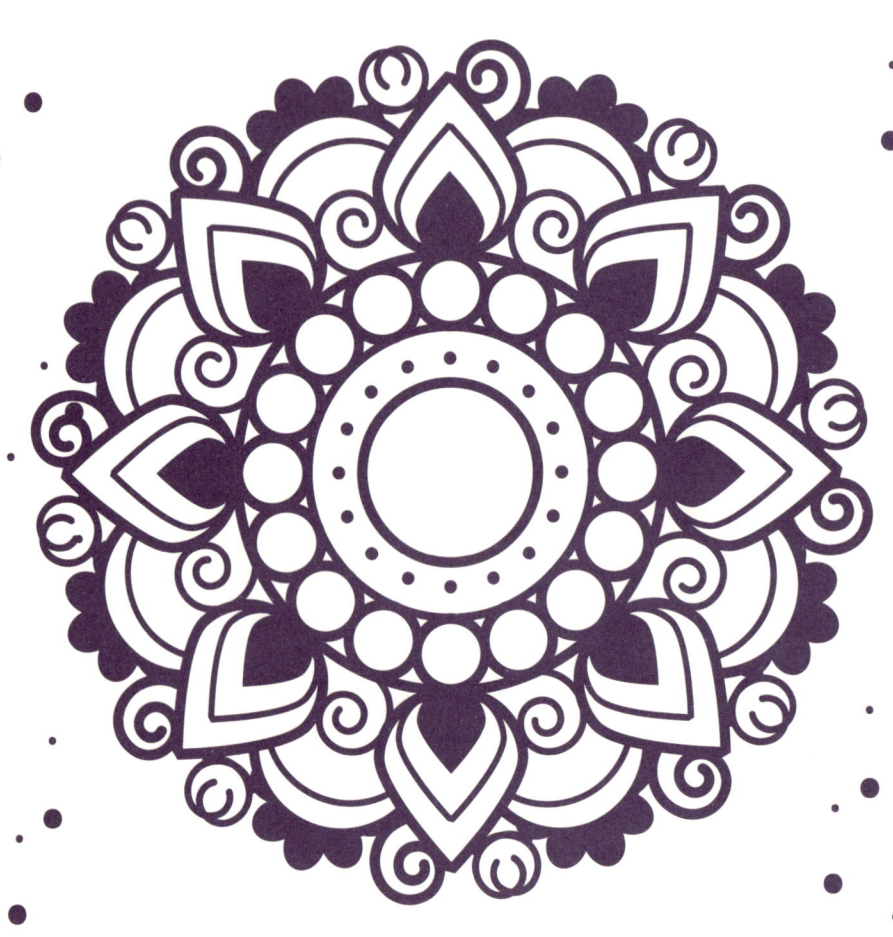

MAY ANDRADE

CENTELHA DIVINA
DESPERTE O PODER OCULTO DA SUA ALMA EM 21 DIAS

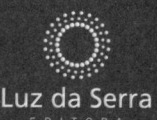
Luz da Serra
EDITORA

Nova Petrópolis/RS - 2022
1ª Edição Revisada

Capa:
Desenho Editorial

Produção editorial:
Tatiana Müller

Projeto gráfico
L Aquino Editora

Revisão:
Bruna Gomes Ribeiro
Daniele Marcon

Imagens e ícones de miolo:
Freepik.com.br

Dados Internacionais de Catalogação na Publicação (CIP)

A553c   Andrade, May.
                Centelha divina: desperte o poder oculto da sua alma em 21 dias. / May Andrade. – Nova Petrópolis : Luz da Serra, 2021.
                232 p. ; 23 cm.

                ISBN 978-65-88484-36-4

                1. Autoajuda. 2. Centelha divina. 3. Autoconhecimento. 4. Positividade. 5. Frequência vibracional. 6. Alma. 7 Espiritualidade. I. Título.

                                                              CDU 159.947

Índice para catálogo sistemático:
1. Autoajuda   159.947
(Bibliotecária responsável: Sabrina Leal Araujo – CRB 8/10213)

Todos os direitos reservados. Nenhuma parte desta obra pode ser reproduzida ou transmitida por qualquer forma e/ou quaisquer meios (eletrônico ou mecânico, incluindo fotocópia e gravação) ou arquivada em qualquer sistema ou banco de dados sem permissão escrita da Editora.

Luz da Serra Editora Ltda.
Avenida Quinze de Novembro, 785
Bairro Centro - Nova Petrópolis/RS
CEP 95150-000
loja@luzdaserra.com.br
www.luzdaserra.com.br
loja.luzdaserraeditora.com.br
Fones: (54) 3281-4399 / (54) 99113-7657

Dedicatória

Dedico esta obra com todo meu amor aos meus queridos filhos, Max e Alex. Que o conteúdo deste livro seja o maior legado que deixarei da minha Centelha para a sua. Que os ensinamentos aqui contidos sirvam como um farol iluminando o caminho de vocês nas noites mais escuras, que ajudem vocês a se conectarem com sua verdadeira essência e encontrarem a paz.

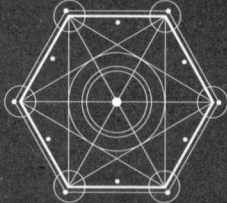

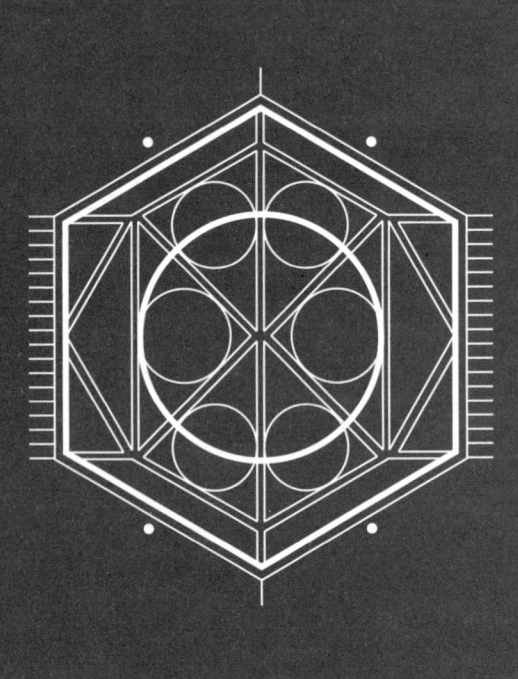

Agradecimentos

Meu coração se sente feliz e aberto a expressar minha gratidão a todas as queridas Centelhas que, em forma temporariamente humana, contribuíram para a realização desse projeto maravilhoso que é este livro em suas mãos.

Agradeço, antes de tudo, a minha querida Centelha Divina, a luz da Fonte Criadora que, através de diversos impulsos intuitivos, colocou em meu caminho as pessoas que tornaram isso tudo possível.

Gratidão ao meu marido Elson Krügger, que me apoia desde o início em tudo.

A minha incansável equipe de trabalho no Temporariamente Humana.

Às queridas Centelhas seguidoras e divulgadoras dos meus conteúdos nas redes sociais, que me ajudaram a ter voz.

À querida equipe da Luz da Serra Editora, que trabalhou de forma tão linda, amorosa e dedicada nesse projeto.

Aos meus pais Max e Joselma Andrade e a todos os meus ancestrais, graças aos quais estou aqui vivendo uma experiência temporariamente humana.

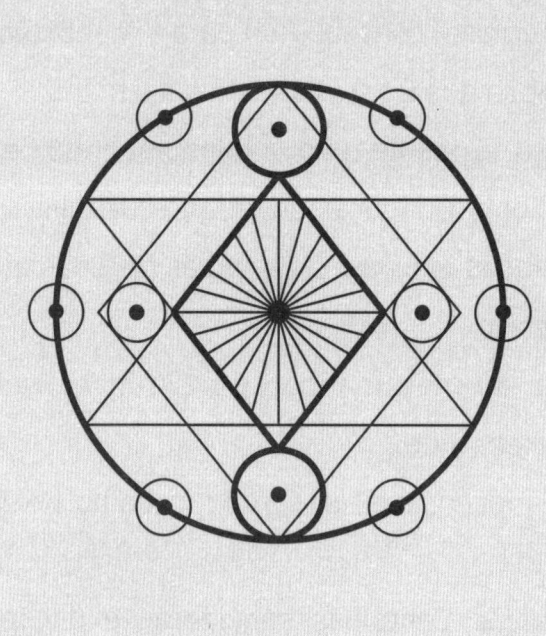

Prefácio

Não faz muito tempo desde que comecei a dar a devida atenção para minha espiritualidade. Porém, a partir do momento em que me abri para esse chamado, busquei inúmeras terapias, cursos, leituras e pessoas para me ajudar, **e já aprendi bastante, mesmo sabendo que ainda tenho um longo caminho a percorrer.**

E como é natural quando estamos em busca de algo, o universo se encarrega de trazer para perto aquilo que precisamos para evoluir. Dessa forma, acabei chegando à Luz da Serra Editora, onde tenho a oportunidade diária de aprender e me desenvolver, tanto profissional quanto pessoalmente.

Foi assim que conheci a May Andrade e tudo que ela ensina nos seus cursos e redes sociais. Também foi dessa maneira que chegou às minhas mãos o livro que ela sonhava em publicar e que agora você, leitor, está segurando. Tendo em vista que eu gosto de, muito além de apenas ler os textos que recebo, também testar e utilizar os métodos que os autores ensinam, comecei a fazer os exercícios propostos pela May em *Centelha Divina — Desperte o Poder Oculto da sua Alma em 21 Dias*.

Coloquei uma fitinha vermelha no pulso e tomei consciência dos meus pensamentos. Toda vez que surgia a vontade de reclamar, de xingar, de me fazer de vítima, eu parava, respirava e me lembrava do compromisso que tinha assumido comigo mesma e com a minha evolução.

Além disso, todas as noites eu fazia a meditação guiada para me encontrar com a minha Centelha Divina, pois eu sentia esse chamado, eu sentia que ela também queria se conectar comigo. Certa noite, depois da meditação, fui sentar no jardim da minha casa, pois estava uma noite agradável e estrelada. **E foi aí que o momento mais mágico da minha vida aconteceu.** Olhando as estrelas, senti meu peito se expandir, senti que estava verdadeiramente conectada com o universo e que, dessa forma, seria capaz de fazer qualquer coisa que tivesse vontade. Me senti forte, completa, plena. Eu havia descoberto a minha Centelha Divina e estava conectada com ela.

E nesse momento uma mensagem veio muito clara na minha mente: "preciso conhecer o meu pai". Meus pais se divorciaram quando eu ainda era um bebê, e, apesar de morarmos em cidades próximas, meu pai nunca havia entrado em contato comigo, nem eu com ele. Certa vez, minha mãe havia me mostrado algumas fotos dos dois juntos, mas eu nunca havia me interessado em saber mais sobre ele, pois toda vez que pensava no assunto, meu coração se enchia de tristeza, raiva, mágoa e sentimento de abandono. Além disso, como a minha mãe sempre foi extremamente forte e corajosa, sentia que não precisava de um pai, e que nem seria justo querer saber algo dele tendo uma mulher tão sensacional ao meu lado.

Porém, desde que me tornei mãe, a questão da paternidade já estava rondando minha cabeça. Eu observava a relação do meu marido com nossa filha, via o amor que existe entre eles, percebia o quanto ele é importante para ela, apesar de ela ainda nem saber falar.

Então, naquela noite no jardim, foi como se todas essas informações e sensações se unissem num único sentimento, e isso me fez enxergar o quanto o contato com meu pai me fez falta e estava doendo, latejando, pedindo atenção. **Lembrei de momentos importantes da minha vida em que, no fundo do meu coração, mesmo sem admitir, gostaria de ter tido um pai ao meu lado.**

Me dei conta de que não sabia nem a data do seu aniversário, e cheguei a uma conclusão: "Não posso continuar sem conhecer meu pai. Talvez eu nem goste dele quando o conhecer, mas preciso conhecê-lo, preciso tirar essa dúvida."

Chegar a essa conclusão foi libertador, foi como se virasse uma chave dentro de mim. Agora eu me sinto fluindo pela vida, pois me libertei de coisas que estavam me impedindo de ser feliz. Aprendi a ser verdadeiramente grata pela vida e por todas as situações que já enfrentei, pois sei que nenhuma delas foi em vão. **Tudo aconteceu exatamente como deveria acontecer,** para que justamente naquela noite no jardim eu conseguisse me encontrar com a minha Centelha Divina e a partir de então viver em alinhamento vibracional com ela.

Claro que ainda escorrego em reclamações, angústias e medos, mas, quando isso acontece, achar o caminho de volta para o meu centro, para a minha Centelha, ficou muito mais fácil e rápido. Além disso, como você vai descobrir neste livro, a conexão com a Centelha não deve ser um evento único na vida, mas uma prática constante, um compromisso permanente com nós mesmos.

Espero, do fundo do meu coração, que as palavras da May Andrade sejam transformadoras e libertadoras para você, assim como foram para mim. **Desejo que você possa viver em constante conexão com a sua Centelha Divina, e que até os sonhos mais secretos do seu coração — aqueles que você nem tem coragem de desejar — possam se realizar.**

Neste livro, você vai descobrir o que é a Centelha Divina e quais são as formas de se conectar com ela; vai conhecer os benefícios e as características de uma vida em conexão com a

Centelha Divina; vai aprender a identificar se os seus desejos vêm da sua Centelha ou do seu ego; vai acessar os três passos do processo criativo para manifestação dos seus desejos; e **vai ter o privilégio de ser guiado pela autora May Andrade durante uma jornada de 21 dias de conexão com a sua Centelha Divina.**

Desejo que você tenha excelentes momentos de leitura, com inúmeros aprendizados e incontáveis bênçãos em sua vida.

Um grande abraço,

Tatiana Müller

Lighter na
Luz da Serra Editora

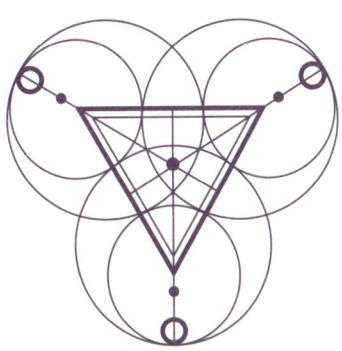

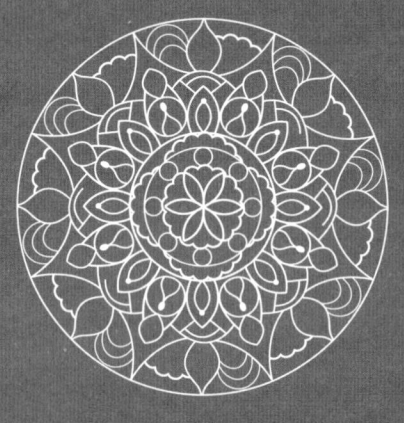

Sumário

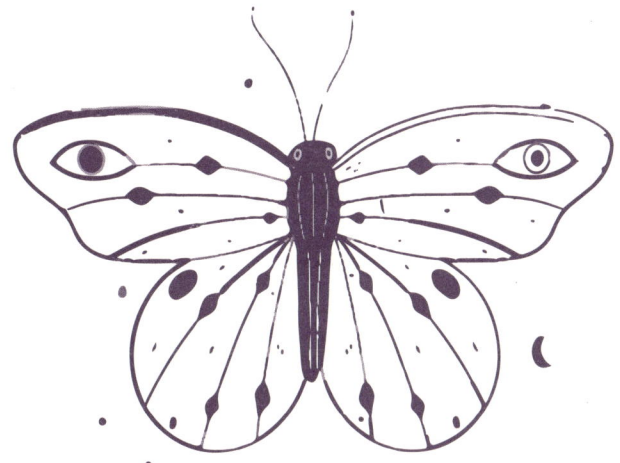

Boas-vindas *17*

Para começar:
O desafio da fita vermelha *25*

Capítulo 1
O que é a Centelha Divina e por que se conectar? *33*

Capítulo 2
Quais os benefícios e as características
de uma vida em conexão com a Centelha Divina? *53*

Capítulo 3

Ego *versus* Centelha Divina: Como diferenciar os dois? *69*

Capítulo 4

Centelha Divina: A chave-mestra *89*

Capítulo 5

Os 3 passos do processo criativo:
Pedir, receber e permitir *105*

Capítulo 6

As 4 formas de se conectar com sua Centelha Divina *127*

Capítulo 7

Jornada de 21 dias de conexão com a Centelha Divina *139*

Encerramento:

Como confiar no fluxo do universo *225*

Obras citadas ao longo deste livro *229*

Boas-vindas

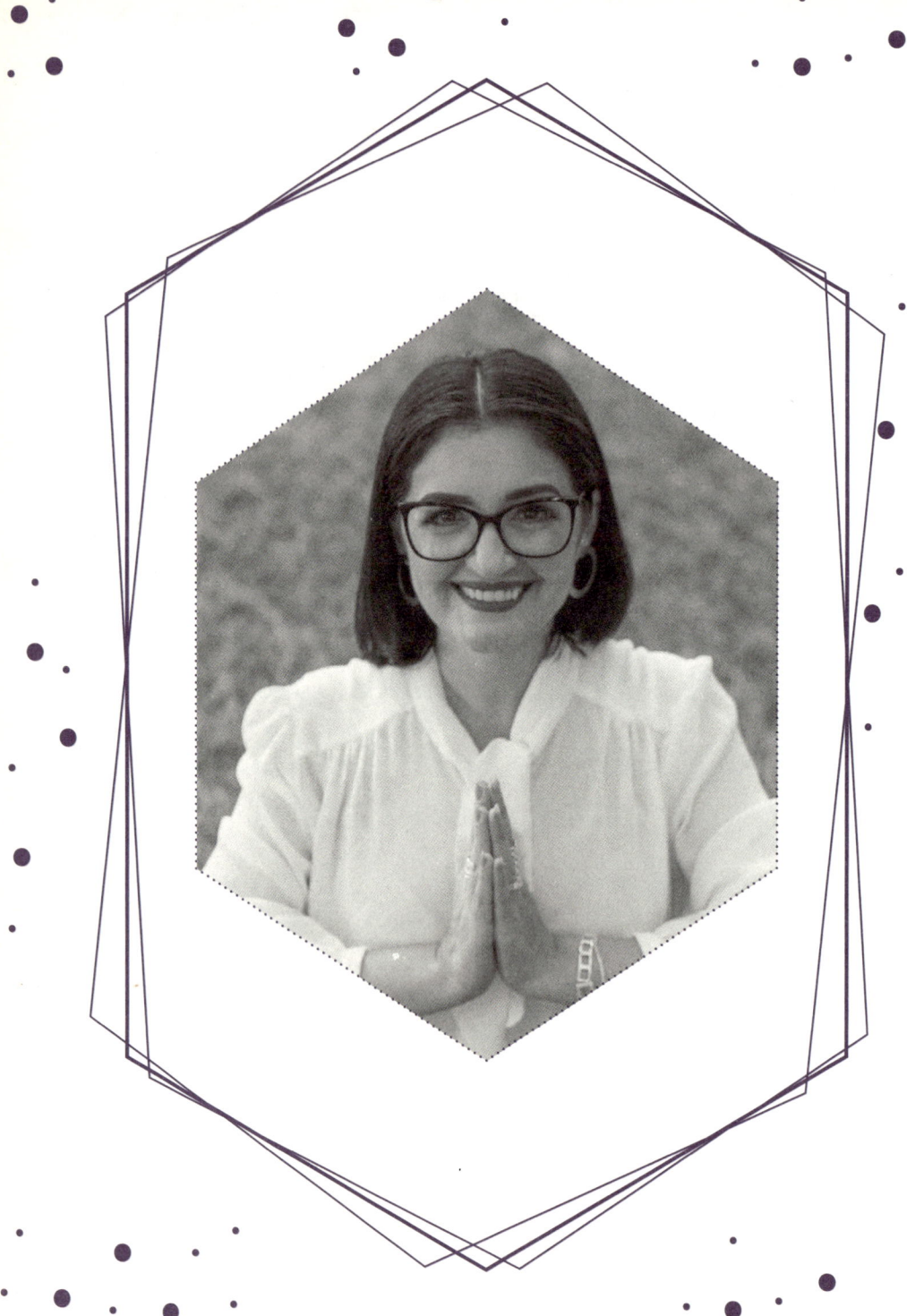

Olá, Centelha!

Eu sou a May, uma Centelha Divina (assim como você) que se reconectou consigo mesma. Certo dia, resolvi, de forma totalmente despretensiosa, compartilhar na internet o conhecimento que adquiri em meus estudos dedicados à física quântica, à filosofia, à metafísica, à espiritualidade e ao autoconhecimento. Foi aí que um vídeo meu viralizou e me levou ao meu primeiro salto quântico e à vontade de guiar as pessoas pelo caminho da conexão com a essência divina. O que antes era um hobby se tornou uma missão, e neste livro a minha Centelha irá guiar a sua em uma jornada que irá despertar o seu poder interior.

Agora que você está aqui, preciso, antes de mais nada, da sua confiança. Para que você possa tirar o máximo de proveito desses ensinamentos, é necessário que algumas instruções sejam seguidas à risca, do contrário isso poderá comprometer o seu progresso nesse percurso.

Em primeiro lugar, tenha DEDICAÇÃO. Esse é um ingrediente indispensável àqueles que desejam se conectar e se alinhar com a Centelha Divina, com o Eu Superior. Para que os resultados sejam visíveis, é muito importante que você se dedique, mas essa parte eu não tenho como fazer por você.

Em segundo lugar, tenha SINCERIDADE. Você realmente quer isso? Deseja ardentemente? Eu acredito que sim, afinal, você escolheu ler este livro, não é mesmo?

E em terceiro lugar, mas não menos importante, tenha POSITIVIDADE. De nada adianta fazer os exercícios propostos e, logo depois, ir fofocar, brigar, enfim, vivenciar os mesmos padrões vibracionais de sempre. Você precisará se policiar, vigiar suas atitudes e cuidar da sua própria mente como se ela fosse aquela ovelhinha que sempre foge do aprisco e o pastor precisa ir lá buscar de volta. Para se manter na frequência da Centelha Divina, que não tem raiva de ninguém e nem medo de escassez ou doenças, é preciso se esforçar. A frequência da positividade é a verdadeira frequência do seu Eu Superior. Portanto, tenha isso sempre em mente ao longo desta leitura, pois você precisará se esforçar para não procrastinar e nem desistir do processo.

A jornada que vou apresentar a você ao longo dos próximos capítulos foi desenvolvida com base em estudos de Neurociência, que mostram que são necessários **21 dias para que novos hábitos** e um novo padrão de pensamento sejam estabelecidos. E para mudar sua frequência vibracional, é preciso, antes, mudar seus padrões de pensamento.

Independentemente de quantos anos você tenha, a verdade é que desde o ventre materno você vem recebendo informações que transformaram a sua vida no que ela é hoje — e no que agora você deseja melhorar ou mudar. Logo, se foram anos recebendo um determinado padrão de pensamento, comportamento e sentimento, não será da noite para o dia que isso irá se alterar. Agora, se você se dedicar por 21 dias consecutivos com sinceridade e afinco, sua Centelha Divina não terá como resistir.

Mas, atenção: é muito importante que você respeite esse tempo, pois o programa que será apresentado nas próximas páginas foi desenvolvido para acontecer nesse prazo específico, ou seja, não adianta fazer duas ou três lições no mesmo dia, na expectativa de alcançar os resultados de forma mais rápida. Não tente acelerar o processo. Os exercícios aqui propostos são curtos porque não dependem necessariamente de um conteúdo, mas sim de uma metodologia de conexão, e uma vez conectado à sua Centelha, o seu padrão vibracional muda e uma nova assinatura energética se estabelece. Se você saiu de um padrão negativo para um positivo, e se foi isso que o conectou ao seu Eu Superior, então você não irá mais atrair as coisas que antes atraía para si. Agora, tudo o que você atrair será o que estiver vibrando na mesma frequência daquilo com o qual você se conectou: o amor, o bem-estar, a paz, a alegria, a autoconfiança, a prosperidade, a abundância e a saúde plena.

Você se tornará um verdadeiro ímã de coisas boas, mas para isso é importante que essa conexão se torne um estilo de vida, o que só será possível com 21 dias seguidos de práticas de exercícios que ajudarão você a alcançar esse padrão vibracional renovado.

Então, o trato é o seguinte: uma aula por dia, um exercício por dia. Um tema e uma prática ligada a ele. Combinado? Você pode repetir o exercício quantas vezes quiser ao longo do dia, mas somente naquele dia e nada mais. No dia seguinte, será outra temática e outro exercício para ser repetido quantas vezes quiser ao longo daquele novo dia, e assim sucessivamente.

Nos primeiros dias será natural você deslizar em um pensamento ou outro, mas não se desespere: caso isso aconteça, faça o exercício do dia e, se quiser, pode recorrer também a um anterior que você tenha gostado muito e sentido que tenha muita afinidade, para somar ao do dia vigente. O importante é fazer exercícios já feitos, já conhecidos pelo seu cérebro, e não tentar adiantar o programa. Lembre-se sempre de que essa jornada não é de conteúdo, e sim de prática.

Também vale ressaltar que cada exercício é interpretado, absorvido e processado por cada pessoa de forma diferente, afinal, esse processo depende da experiência de cada um; portanto, para cada indivíduo, um resultado diferente. Assim, não compare suas experiências com as experiências alheias, pois tudo isso é pessoal e individual; não há um padrão.

Além disso, as sombras que temos em nós e os traumas que queremos curar não devem ser o foco agora, pois é o momento de viver uma lua-de-mel com o seu Eu Superior.

Tenho certeza de que este livro trará resultados incríveis para a sua vida e você finalmente dará o seu primeiro salto quântico, pois é o que acontece quando se passa muito tempo vibrando em uma frequência de positividade. "Muito tempo" significa "padrão", e padrão só se estabelece com, pelo menos, 21 dias consecutivos de disciplina. "Paciência" é a palavra de ordem, não "pressa". Ansiedade, desespero e angústia não lhe serão bons conselheiros. Portanto, se quebrar a sequência, volte e recomece, com consciência e paciência.

Não sei qual o caminho que sua Centelha Divina te fará trilhar, mas estou certa de que será um caminho que o levará somente a coisas boas. Já ouvi relatos maravilhosos de cura, reconciliação familiar, abundância, negócios bem-sucedidos, enfim, tudo graças à inspiração vinda da conexão com o seu Eu Superior.

Então, é hora de dar a largada!

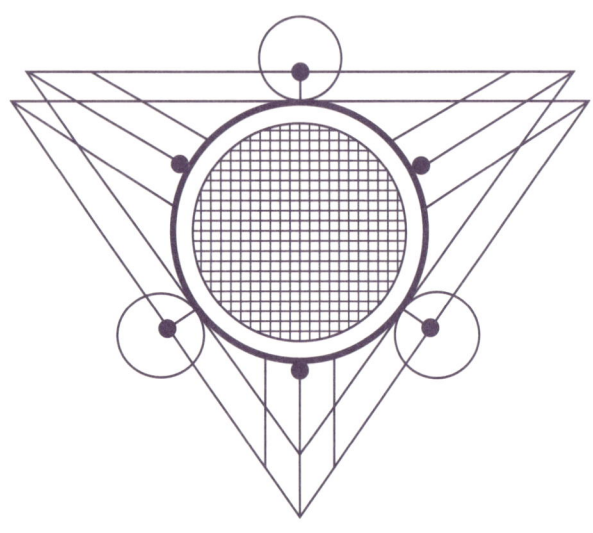

Para começar:

O desafio da fita vermelha

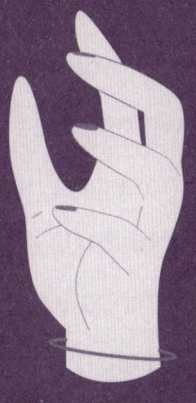

Uma fita vermelha pode mudar toda a sua vida, assim como mudou a minha há alguns anos.

Certo dia, o Google Fotos me lembrou de uma foto em que eu estava com uma fita vermelha amarrada no pulso. Fiquei emocionada ao pensar em todas as coisas que mudaram na minha vida desde aquele dia, em quantas aventuras eu já vivi de lá para cá, e lembrei que foi justamente na viagem em que fiz aquela foto, com a fitinha vermelha no pulso, que eu dei o meu primeiro salto quântico, quando um dos vídeos do meu canal no YouTube simplesmente viralizou. A imagem de estar olhando o celular e vendo várias notificações de curtidas, visualizações e comentários ainda é nítida na minha mente. Meu aparelho ficou frenético, e eu só sabia dizer "Nossa! Meu Deus! O que está acontecendo?", e me perguntava por que as pessoas estavam acessando o meu perfil do Instagram e comentando nas minhas fotos. Foi assim que eu descobri que tinha sido por causa do meu vídeo viralizado.

Mesmo tendo lido vários livros e já estando imersa numa rotina de estudos e autoconhecimento, eu nunca tinha vivido, até aquele momento, uma experiência de mudança tão significativa, constante e duradoura na minha vida. Eu lia alguns livros, aplicava uma técnica aqui e outra ali, manifestava uma coisa pequena, mas logo voltava para o antigo padrão. Até havia algumas sincronicidades acontecendo, uma pequena mudança começando a surgir, mas, na verdade, o que eu buscava mesmo era algo visceral, algo que acontecesse de forma "explosiva", para me tirar daquele padrão, do círculo vicioso de reclamação, negatividade, escassez, do desespero com tantas coisas na vida. Até que certa vez ouvi uma palestra dos Abraham[1] — de quem eu já era uma ávida consumidora dos conteúdos que tanto me ajudaram nessa expansão de consciência que me fez chegar no lugar onde estou — que simplesmente desafiou a pessoa aqui; uma pessoa que reclamava por ainda não ver mudanças reais em sua vida mesmo ouvindo várias palestras e praticando os exercícios há mais de um ano. Aquela, porém, foi direto ao ponto, pois eles disseram: **"Eu desafio você a separar 30 dias da sua vida para desfrutar de uma grande mudança. Você verá sim a mudança, desde que se mantenha na frequência mais elevada, a mais parecida com a da sua Centelha Divina, que é a frequência da positividade."**

Os Abraham ensinaram a evitar por 30 dias as reclamações, os murmúrios e os pensamentos de escassez; e manter o foco na polaridade positiva de todas as coisas. Lembro-me de ter pensado: "Ah, mas isso parece ser bem fácil!" O único porém é que seriam 30 dias CONSECUTIVOS, e não três ou quatro dias para, depois,

---

[1] Abraham é um grupo de entidades não físicas canalizadas pela médium estadunidense Esther Hicks — nascida Esther Weaver —, que escreveu, em coautoria com seu esposo Jerry Hicks, nove livros sobre a Lei da Atração, além de realizar diversas palestras sobre o tema.

abandonar a prática e mergulhar de volta para a negatividade. **É sobre você se tornar o vigia, o sentinela da sua própria mente.**

Resolvi aceitar o desafio. Disse a mim mesma que eu podia e iria vencê-lo. Marquei a data de início no calendário e comecei, mas... não ia para frente. Eu começava na positividade, mas não demorava muito e eu logo me envolvia com certas pessoas que me levavam a manifestar coisas que eu não queria, e então lá estava eu na terra da negatividade mais uma vez. Mas não desisti. Eu falhava no desafio e recomeçava no dia seguinte, mas isso foi me cansando porque domar a nossa mente cansa, e eu percebi que o padrão que estava em minha mente era, sim, mais forte do que eu, que a minha força de vontade.

E foi assim que eu descobri como me ajudar nesse processo: com uma fita vermelha no pulso, pois o vermelho é uma cor que chama a atenção, e eu precisava de algo que me ajudasse a vencer esse desafio de vez. Foi como uma promessa. Eu prometi a mim mesma que amarraria essa fitinha no braço, no começo do meu desafio, e seguiria firme nele até o final. **Isso me ajudou demais, pois quando eu me pegava distraída, era só olhar para a fita que eu logo me lembrava do desafio** e voltava a ter consciência dele, impedindo, assim, que a minha mente divagasse loucamente e fosse dominada por pensamentos negativos. Era um lembrete para eu me manter consciente.

Além disso, sempre que as pessoas viam aquela fitinha, perguntavam sobre o porquê de ela estar amarrada em meu braço, e essa se tornava uma ótima oportunidade para falar com elas sobre o desafio da gratidão e da positividade. Verbalizar o desafio tornou-se mais uma fonte de ajuda, pois essas pessoas acabavam, direta ou indiretamente, colaborando para que eu me mantivesse firme no propósito. Como disse, tudo isso me trouxe um grande avanço, uma grande melhora, mas ainda assim, vez ou outra, eu acabava por voltar aos velhos hábitos da mente negativamente orientada. Acontecia com menos frequência do que antes, mas, ainda assim, acontecia.

O desafio dos Abraham era mais difícil do que eu pensava, mas eu estava determinada a cumpri-lo. **Foi então que decidi manter uma rotina diária, registrando cada dia do desafio em um caderno, sempre focada em manter minha vibração elevada, em conexão e alinhamento com a minha Centelha Divina.** Então, a cada novo dia eu fazia um novo exercício para me ajudar nessa caminhada, com a fita vermelha sempre ali, me lembrando da minha promessa. E assim eu entendi que ter uma meta e lembrar-se dela, apenas, não era o bastante. Era preciso ter uma rotina de prática dessa meta e algo que me mantivesse focada especialmente nisso, não somente na meta em si — além, é claro, de um bom "zíper na boca", para calar a voz da negatividade. Se essa seria a minha meta por, no mínimo, 30 dias, eu precisava que a minha rotina absorvesse isso. Demandou esforço? Sim, pois o cérebro e a mente — que não são a mesma coisa, mas atuam juntos — gostam de economizar energia. É por isso que manter-se no padrão, naquilo que ambos já fazem com naturalidade, sem demandar quase nada, é muito mais fácil do que sair da chamada zona de conforto. Se o padrão já arquivado em seu subconsciente é ver algo novo e reclamar imediatamente, mudar esse padrão demanda um emprego de energia muito maior que o habitual, o que leva a dupla cérebro-mente a querer boicotar isso. Se reclamar é a tendência natural, o não reclamar exigirá uma mente consciente e dominadora, ou seja, muito mais energia é utilizada nesse processo.

Segui firme na minha rotina, percebendo que a pulseirinha e os exercícios estavam, juntos, me ajudando muito na manutenção desse desafio, vencendo um dia de cada vez. Então, no 21º dia do desafio, exatamente no dia que fiz a foto em que a fitinha vermelha aparecia no meu braço, eis que um dos meus vídeos começou a viralizar e eu fui, enfim, levada ao meu primeiro salto quântico — mas não parou por aí. Dias antes, minha Centelha Divina havia me dito que "tudo estaria resolvido, e rápido!" Dito e feito, pois 45 dias depois, algo maravilhoso aconteceu: eu sanei uma dívida muito grande que tinha, e esse foi mais um salto quântico impressionante na minha vida.

Ao ver a lembrança do Google Fotos, um pensamento me veio à mente. Pensei que, se naquela época, no nível em que eu estava, eu consegui chegar onde estou hoje fazendo somente o que acabei de compartilhar, quão mais longe eu não iria agora se fizesse tudo de novo? Isso não significa que eu não faça mais nada ou que não mantenha o novo padrão, mas quando os desafios da vida vêm com suas dificuldades, acabamos nos perdendo um pouco aqui e ali, sendo necessário parar novamente e repetir essa rotina de exercícios, como uma espécie de detox de 30 dias.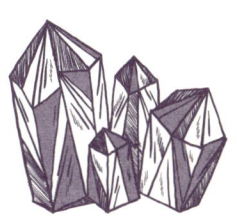

E foi assim que, com o caderno que usei para anotar minha rotina, e com o auxílio da fita vermelha de cetim no braço, eu criei a *Jornada de 21 dias para a conexão com a Centelha Divina*. Esse foi exatamente o método que usei para ter o sucesso não em 30 dias, mas em 21, quando dei meu grande salto quântico. De tempos em tempos eu faço os exercícios dessa Jornada novamente, e sempre com a pulseira vermelha no braço. E agora eu vou, junto com você, entrar mais uma vez nesse desafio, de forma idêntica à que fiz lá atrás, com os mesmos exercícios, por 21 dias, para que a minha Centelha ensine a sua a vibrar na frequência da positividade. **Dominar a mente não é fácil, requer determinação, garra e força de vontade para mudar**, e a energia do raio vermelho não somente envolve força, garra e determinação, mas te lembra, principalmente, que você só tem esse ponto de virada quando já sofreu o suficiente.

Por isso, aproveito para te perguntar o seguinte: **você já sofreu o suficiente, ou acha que ainda precisa sofrer mais um pouquinho para, enfim, ativar esse raio vermelho e dar o seu salto quântico? Vai esperar chegar ao fundo do poço para não ter mais outra alternativa senão fazer o caminho de volta ou prefere buscar essa mudança agora?**

Como eu imagino que você já esteja pronto para encarar esse desafio, pegue uma fitinha vermelha, amarre-a em seu pulso e comece agora a sua jornada. Quando chegar ao 21º dia, volte ao dia primeiro e recomece, pois esse desafio não é algo que você deva fazer uma vez só e pronto, acabou! Não. Você deve, pelo contrário, incorporar esse processo em sua rotina diária. Isso, porém, só será possível com um passo inicial seu de separar uma parte do seu dia para fazer um detox interior e eliminar aquelas ervas daninhas que ainda restaram em sua mente e que podem voltar a fazer um novo estrago em sua vida.

> Eu acredito em você, eu acredito que você pode, e estou contigo nesse super detox vibracional!
> E você, estará comigo nessa nova e transformadora rotina?
> **Se sim, seja muito bem-vinda, Centelha Divina!**

Capítulo 1

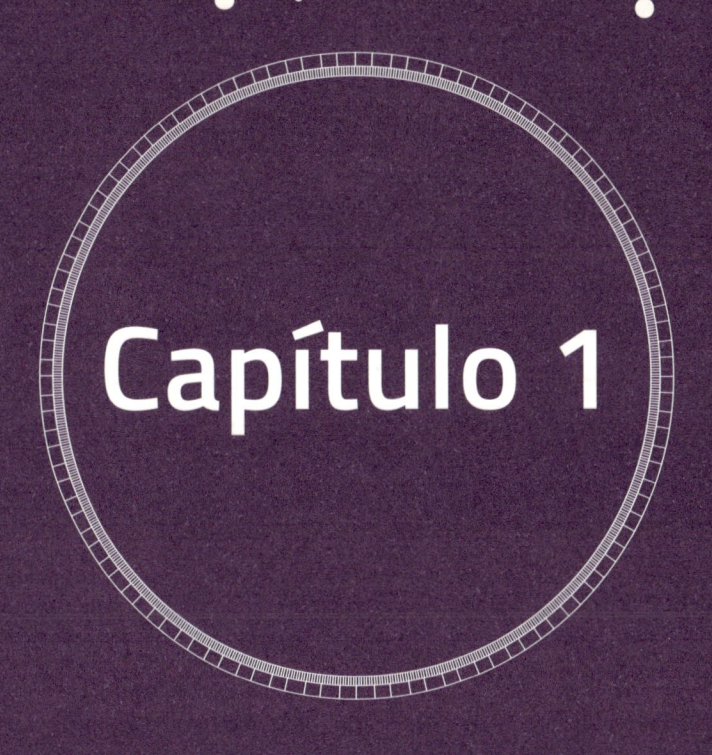

O que é a Centelha Divina e por que se conectar?

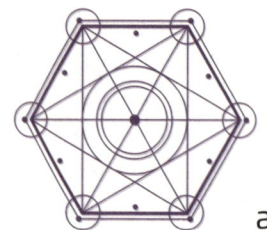 Minha história começa com uma busca espiritual por respostas às minhas chamadas crises filosóficas. Não me refiro, aqui, a uma busca religiosa, especificamente, mas somente à forma como a minha jornada aconteceu.

Eu sempre fui muito religiosa e julgadora do comportamento das pessoas, mas hoje vejo que os religiosos acreditam tanto que o que eles fazem é o certo, que automaticamente creem que os outros estão errados. Isso faz com que, na maioria das vezes, eles ajam de modo injusto, desagradável e julgador; fazendo os outros e eles mesmos sofrerem — sim, porque dentro do coração de uma pessoa assim existe um fardo maior do que aquele que ela pode aguentar. Por isso, hoje olho com carinho e cuidado para as pessoas extremamente religiosas, pois sei que elas estão buscando algo, mas só não sabem exatamente o que, assim como eu também não sabia.

Desde criancinha, passei uma boa parte da minha vida questionando coisas como "Quem é Deus?", "Quem eu sou?", "Para onde eu vou?", "Quem criou o mundo?" e "Qual religião é a certa?" Por conta dessa inquietação, desde cedo eu frequentei várias denominações, dentro e fora do nicho cristão, incluindo o espiritismo, pois tive várias experiências que eu não entendia. Eu via coisas que não eram deste mundo, e quando pequena, vivi coisas que hoje, como adulta, sei que eram experiências fora do corpo, que aconteciam enquanto eu dormia, mas que eu achava que eram reais. Lembro-me, por exemplo, de uma vez que eu estava em cima do guarda-roupa com muito medo. Hoje eu sei que se tratava de uma experiência extracorpórea, pois não era possível eu ter ido parar fisicamente em cima do guarda-roupa. Também me recordo de bater desesperadamente na porta do quarto dos meus pais, pedindo para eles abrirem porque eu estava com medo, mas minha mãe sempre dizia que eu jamais havia batido, pois senão ela, obviamente, teria aberto a porta para mim.

O medo sempre existiu, mas a curiosidade também. Sempre fui aquela criança meio filósofa, meio espiritualista, e durante boa parte da minha vida eu fui sozinha às igrejas, mesmo ainda pequena, porque queria encontrar respostas. Além do espiritismo, frequentei a Igreja Católica com a minha avó e, por volta dos 15 anos, me converti à Igreja Evangélica Pentecostal, que proibia cortar o cabelo, usar maquiagens e joias; eu sempre segui tudo à risca, pois queria tanto encontrar Deus que tudo o que me diziam para fazer, eu fazia.

Essa foi definitivamente uma época de intensa busca espiritual. Não foi por falta de esforço — algo que, aliás, passou a se tornar um peso. Eu queria voltar a me ver bonita,

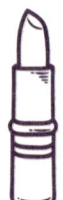 usar minhas maquiagens, afinal, eu ainda era uma adolescente! Fiz uma oração e conversei com Deus, dizendo: "Senhor, eu não quero te desobedecer, mas eu também quero ficar bonita, me maquiar, usar minhas joias..." Então eu tive um sonho, e nesse sonho eu vi uma mulher com cabelos tão compridos que quando ela andava, eles enganchavam pelo caminho. Ela tinha olheiras e um semblante pesado, cansado, como se realmente carregasse um fardo. E nesse sonho, uma voz me dizia: "Essa moça é você, se liberte!" Ao despertar, senti que aquilo era Deus me dizendo que eu não precisava me prender àqueles dogmas. Então, procurei outra igreja que fosse mais liberal, e passei pela neopentecostal, e até pela calvinista[1].

Essa é a minha história! A sua pode ser bem distinta ou bem parecida, mas o fato é que as religiões em si não são ruins, apenas mal conduzidas ou mal interpretadas, o que leva as pessoas a caminhos que irão distanciá-las de suas Centelhas Divinas.

---

[1] O Calvinismo (também chamado de Tradição Reformada, Fé Reformada ou Teologia Reformada) é tanto um movimento religioso protestante quanto um sistema teológico bíblico com raízes na Reforma Protestante, tendo o seu maior expoente no reformador francês João Calvino. Atualmente, o termo também se refere às doutrinas e práticas das Igrejas Reformadas. Calvinistas romperam com a Igreja Católica Romana, mas diferiam dos luteranos na doutrina sobre a presença real de Cristo na eucaristia.

Conheci um amigo que cresceu no hinduísmo[2] e que dizia gostar muito das coisas que eu ensino, mas que não gostava do Neville Goddard[3] porque ele ensinava as pessoas a correrem atrás dos seus desejos, enquanto Buda ensinou que devemos matar os nossos desejos, pois tê-los iria gerar um *karma*[4], já que eram um pecado. Essa é uma interpretação errônea dos ensinamentos de Buda, porque o que ele de fato ensinou é a não nos deixarmos dominar pelos desejos — que existem e sempre existirão,

---

2 O Hinduísmo é uma tradição religiosa que se originou no subcontinente indiano e que é frequentemente chamada de "a eterna lei". Num sentido mais abrangente, engloba o Bramanismo, isto é, a crença na Alma Universal.

[3] Neville Goddard, autor nascido em Barbados e radicado nos EUA, tomou gosto pela metafísica e pelo estudo dos aspectos da mente e do psiquismo quando conheceu um escocês que o levou a uma palestra de Abdullah, que pregava uma forma de cristianismo ancestral. Com ele, aprendeu o hebraico, a cabala e os significados secretos das Escrituras, tornando-se um professor muito influente que se dedicou a ilustrar os ensinamentos da verdade psicológica escondida nos ensinamentos bíblicos, e a despertar a consciência.

[4] *Karma* significa "ação", ou "ato deliberado", em sânscrito. É um termo vindo da religião budista, hinduísta e jainista, adotado posteriormente também pelo espiritismo. Em suas origens, a palavra *karma* significava "força" ou "movimento". Apesar disso, a literatura pós-védica expressa a evolução do termo para "lei" ou "ordem", sendo definida muitas vezes como "lei de conservação da força". Isso significa que cada pessoa receberá o resultado das suas ações. É um mero caso de causa e consequência.

pois são sementes da nossa realidade. Eles sempre estarão lá, afinal, se você não sonha, também não realiza. **Logo, o que devemos fazer é controlar a condução dos nossos desejos, e não sermos controlados por eles, a ponto de dizermos, por exemplo, que só seremos felizes SE tal coisa se realizar.**

Isso é só para ilustrar que a religião, seja ela qual for, torna-se um peso quando é mal interpretada. Algumas delas, por exemplo, creem equivocadamente que se você está passando por algo ruim agora é porque merece, pois fez algo ruim no passado e está pagando por isso. **Quando nos conectamos com a Centelha Divina, essa fusão nos mostra, porém, que tudo o que se faz aqui deve ser feito na intenção de nos tornar pessoas melhores e livres, não purgadores de pecados.**

Suas crenças te libertam ou te aprisionam pelo medo, seja do *karma* ou do inferno? Se a ferramenta que nos mantém ligados à religião é o medo, algo não está certo. O medo não pode ser o nosso catalizador, pois onde há medo, não há amor, e o amor da Fonte Criadora, que algumas religiões chamam de Deus, é incondicional; ele, portanto, não depende de nenhum tipo de troca, do tipo "Filho, eu só vou te amar se você fizer isso ou aquilo, senão eu te queimo no inferno!"

Durante muitos anos, eu tive medo de morrer, e isso se dava porque eu não sabia o que viria depois da morte, embora eu imaginasse que não seria boa coisa por não estar sendo uma "filha obediente"... **Quando comecei a estudar a Centelha Divina, a física quântica e a Lei da Atração, entendi que o medo era justamente o que me afastava das coisas que eu queria de fato conquistar,** pois eu pensava que se algo não estava fluindo ou dando certo, era castigo por eu não estar indo à igreja; então eu voltava à igreja no intuito de ajeitar as coisas, sempre buscando a solução fora de mim.

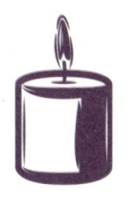

Na última igreja que frequentei, me diziam que a nossa natureza é má, pecadora, e que dentro de nós não existe nada de bom, pois o ser humano é totalmente depravado. Então, eu me olhava no espelho, me via como um lixo humano e pensava: "Se dentro de mim só existe maldade, onde vou achar a bondade?" A resposta mais óbvia para essa pergunta era: fora! Eu tinha de buscar a bondade fora de mim, ou seja, nos dogmas que me eram apresentados. Esse pensamento corrói a nossa essência, pois faz com que não nos sintamos dignos de receber o amor de Deus e, mais do que isso, nos faz sentir medo de olhar para dentro de nós mesmos, afinal, o que veríamos ali? Provavelmente, um ser monstruoso! **E as consequências disso? Escassez, para dizer o mínimo.**

Lembro-me bem de uma vez, aos quinze anos, quando, em um encontro da igreja, ao ser perguntada sobre o que eu queria para a minha vida, disse que queria ser rica e descrevi a mansão que gostaria de ter. Apesar da ingenuidade da minha resposta, eu fui massacrada pelo pastor, que me acusou de ser materialista quando Deus não nos havia chamado para sermos ricos. Então, passei a acreditar que eu não podia querer ser rica, e isso gerou em mim muitos bloqueios financeiros — assim como também acontece com muita gente. As principais fontes desses pensamentos são interpretações erradas de versículos bíblicos, como o "é mais fácil um camelo passar pelo buraco de uma agulha do que um rico entrar no reino dos Céus", ou o que diz que "o amor ao dinheiro é a raiz de todos os males", além de tantos outros que nos induzem a pensar que a pobreza e a escassez são divinas, que são o plano de Deus para nós. Mas não, não são! Que Pai iria querer um plano desses para seus filhos? Que Pai iria querer ser ele dono de todo um reino e seu filho não ser merecedor ou digno dele? **A Fonte Criadora é abundante, então, por que nós, frutos dessa fonte, também não seríamos?**

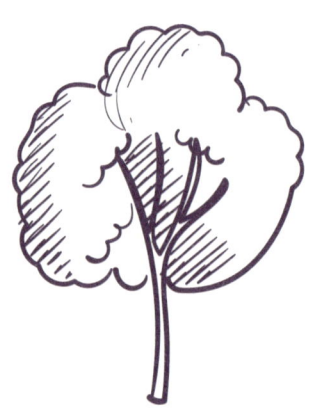

Em meados de 2015, eu e meu esposo abrimos uma cafeteria. Minha Centelha Divina, sem que eu soubesse, ficava procurando caminhos de menor resistência, que são aqueles que o nosso Eu Superior sabe que vão atravessar as barreiras dos nossos paradigmas. Foi assim que eu conheci um pastor *sui generis*[5], por quem sou muito grata até hoje, que me disse que se éramos empreendedores, deveríamos ler alguns livros... Então, ele nos indicou *Pai rico, pai pobre*, de Robert Kiyosaki e Sharon Lechter, e *O homem mais rico da Babilônia*, de George Clason. Como se tratava da indicação de um pastor, minha mente se abriu para essas leituras, e tudo começou com esses dois livros. **A partir desse momento, minha mente começou a se abrir para tudo o que vivo hoje.**

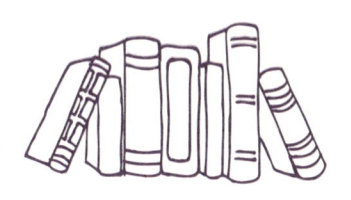

Acredito que, em geral, todos nós que estamos nessa jornada de expansão da consciência começamos nela quando o bolso aperta. E eu, por seguir uma religião que acreditava em predestinação, em que não existia livre-arbítrio, via nessa máxima a explicação do porquê de o meu negócio estar decaindo financeiramente: era porque "Deus queria assim". Porque "Ele determinou, no meu nascimento, que eu seria pobre".

---

[5] Expressão latina que significa "único em seu gênero", peculiar, original, que não coincide com nada, incomparável.

Fechei a loja e caí numa depressão profunda. Vivia encolhida no canto da parede, com o rosto entre os joelhos, chorando e pedindo para morrer, porque o Deus em que eu acreditava me predestinou a ser pobre e infeliz nesta vida. E quando eu pedia ajuda a pessoas que, na época, também acreditavam no mesmo que eu, eu dizia a elas que tinha o sonho de ser próspera e de ir morar nos EUA, mas ouvia de volta coisas como "na África você não quer morar não, né?" **Então, se meus sonhos não importavam, para que eu estava vivendo?** Mesmo lendo os livros indicados por aquele pastor, eu havia levado meu negócio à falência e já não tinha mais forças para seguir viva, simplesmente, lutando contra a tal predestinação divina que me fadava à pobreza e à escassez.

Então, um outro livro me tirou dessa depressão: *Poder sem limites*, de Tony Robbins. Só de lembrar, me emociono e me arrepio, sempre. Esse é um livro de PNL — Programação Neurolinguística — que não sei dizer como chegou às minhas mãos, mas ele chegou e me reergueu. Passei o ano de 2016 estudando muito e me tornei fã desse autor. Logo na sequência, li outro livro dele, chamado *Desperte seu gigante interior*, que falava do poder do subconsciente, dessa energia forte que estava, sim, dentro de mim, e não fora; e **aquilo**

começou a me energizar e me tirar daquele estado depressivo de esperar algo de um Deus fora de mim e que, ainda por cima, me predestinou ao fracasso. Ler que eu poderia ser o que quisesse me encheu de energia, e esse estado vibracional elevado fez chegar até mim um outro livro: *O poder do subconsciente*, do Dr. Joseph Murphy. Este, sim, é um livro libertador, pois o Dr. Murphy usa passagens bíblicas para explicar coisas das quais eu nunca tinha ouvido falar, mas que faziam mais sentido para mim do que tudo aquilo que eu já havia estudado em todas as religiões que frequentei. Esses dois livros despertaram de vez o poder que sempre esteve dentro de mim, a Centelha Divina.

E como se não bastassem todos esses avanços, eu ainda conheci o divisor de águas da minha vida: Neville Goddard, um autor e palestrante que ensina sobre a Bíblia de forma metafísica, e o sentido que isso faz é definitivamente libertador. Mas a fila dos livros marcantes para mim não parava de crescer. Logo depois, conheci a *Ressonância harmônica*, do Prof. Hélio Couto, e percebi que era hora de testar todas as técnicas de manifestação consciente que me estavam sendo ensinadas através dessas leituras edificantes. É inegável que eu ainda sentia medo. Eu via os vídeos e parava, e então recomeçava, e parava novamente... Mas quando conheci a Lei da Atração e manifestei uma saia plissada rosa que cocriei conscientemente, percebi que não havia motivo para medos, e me joguei de cabeça no processo.

E assim as coisas foram dando certo. E quanto mais davam certo, mais energia aquilo me trazia e me colocava para cima, içando-me do marasmo, afirmando e reafirmando meu empoderamento, que minha mente pode criar minha realidade. Chegava ao fim a era da dependência: o destino, o acaso ou a sorte não iriam mais decidir por mim. Eu tomei as rédeas da minha própria vida, e com o controle nas mãos, cheguei às palestras da Esther Hicks, canalizadora dos Abraham. Mesmo depois de frequentar o espiritismo no passado e de já conhecer o poder daquele Deus Cósmico, a Substância Amórfica, a Essência do Todo, eu ainda sentia muito medo e pensava: "O que essa mulher está canalizando? Seriam espíritos?", mas percebi que sempre que a ouvia eu me sentia tão bem que não podia crer que fosse algo ruim. Aquilo só podia ser algo bom, pois estava melhorando a minha vida, me mudando para melhor.

Ainda assim, o medo seguia. E eu voltava para as minhas crenças antigas. E tudo o que eu havia conquistado desmoronava novamente. Então, vinha a crise. E eu me voltava para os estudos da física quântica, usava o poder da minha mente, e a vida voltava a melhorar. **Esse vaivém durou um certo tempo, até que em 2018 eu criei o canal no YouTube por inspiração da minha Centelha Divina.**

Mas, afinal, como foi que eu descobri que existia uma Centelha Divina? Neville Goddard fala muito sobre ela, mas a chama de "o homem do céu" ou "o homem da quarta dimensão". Em inglês, também se usa a expressão *inner being*, que significa "o Eu interior", "a Presença Magna" ou "o Eu Sou". Esther Hicks e o Prof. Hélio Couto também falam sobre a Centelha Divina. Inclusive, Couto usa exatamente esse termo para se referir a ela, principalmente dentro das filosofias ocultas. No livro *O Caibalion* (tema do primeiro vídeo do meu canal), o Eu Superior é narrado como "a nossa melhor versão" — ou melhor, "a nossa verdadeira identidade", a mais poderosa de todas, e que cabe a nós vivermos sempre alinhados a ela.

Mesmo ainda sentindo um pouco de medo, eu passei a usar as técnicas que essas pessoas ensinavam. Era assustador, considerando que eu havia aprendido que dentro do ser humano só havia maldade. Por causa disso, era difícil, por exemplo, me encarar por 10 minutos na frente do espelho, olhando no fundo dos meus olhos, vasculhando meu espaço interno. No entanto, maior que o meu medo era a minha vontade de encontrar minha Centelha Divina.

Fiquei obcecada pelo assunto, e foquei toda a minha energia em me conectar com essa fagulha, o fragmento da Fonte Maior, do Todo que projetou uma pequena porção de Sua consciência para criar as Centelhas das pessoas, chamada também de Alma. Alguns identificam essa parte sua como Anjo da Guarda, Mentor Espiritual ou, ainda, pelo nome de alguma divindade. É nessa hora que a crença religiosa geralmente nega ou condena essa máxima, já que você pode ver a sua Centelha Divina como, por exemplo, Jesus, Nossa Senhora ou Buda. A maioria das pessoas vê a sua Centelha como algo ou alguém que não é ela mesma; é o algo fora, separado de si. **A Centelha, porém, não liga para isso, pois sabe que existem vários níveis de consciência e que o nível máximo, chamado de Consciência Crística, sabe que o Pai e Eu somos Um.** O Pai é a Centelha, e o Filho, o fruto, é tudo aquilo que é manifestado no corpo físico ou na vida física. Fomos ensinados que somos o nosso corpo físico porque essa é a nossa parte visível, palpável, concreta; enquanto a nossa Centelha Divina é a parte invisível, mas que pode ser sentida por nós — e sim, cada um sente a sua em algum momento da vida. A grande questão é que a maioria não sabe o que está sentindo, e aí surgem os diferentes nomes — "intervenção divina", "sexto sentido", "intuição" etc. — quando, na verdade, tudo isso nada mais é do que manifestações do contato entre o Eu Inferior (que usa o corpo físico para viver uma experiência temporariamente humana) e o seu Eu Superior.

Quando você se conecta somente com o seu corpo físico, está operando aproximadamente 1% do seu poder e capacidade máximos. Aprendi essa representação simbólica na Cabala judaica[6], que ensina que o mundo visível e palpável representa no máximo 1%, enquanto os 99% restantes são energia incorpórea amórfica. Logo, a pessoa que crê ser simplesmente um corpo físico e nada mais reduz o seu poder ao mínimo possível. Seria o mesmo que viver com o celular funcionando com apenas 1% de bateria. Quando você vê seu celular desse jeito, o que faz? Corre para o carregador, porque sabe que não dá para tirar sequer uma foto com ele. Não se registra nada, não se faz uma ligação, um acesso, nada. Então, quando você sentir que está com 1% de energia, corra para se conectar com a sua Centelha Divina.

---

[6] A cabala, cujo nome provém do hebraico e tem o sentido de "receber", é uma doutrina mística judaica que busca compreender a essência de Deus e do Universo. Esse tratado envolve questões religiosas e filosóficas, divergindo do judaísmo ortodoxo e do Talmud, obra que reúne os debates teóricos dos rabis sobre as tradições judaicas. Esse caráter esotérico do judaísmo foi mantido em segredo durante muito tempo, inacessível principalmente para as mulheres, sendo destinado apenas ao conhecimento de alguns eleitos.

Assim as coisas foram dando certo. E quanto mais davam certo, mais **ENERGIA** aquilo me trazia e me colocava para cima, içando-me do marasmo, afirmando e reafirmando meu *empoderamento*, que minha mente pode **criar minha realidade.** Chegava ao fim a era da dependência: o destino, o acaso ou a sorte não iriam mais decidir por mim. **Eu tomei as rédeas da minha própria vida.**

MAY ANDRADE

Todo mundo se conecta com ela, mas você sabe como?
Mais do que isso: você sabe que a importância de se conectar com ela é, literalmente, vital? Sim! Quem emana energia para o corpo físico existir e seguir vivo é a Centelha Divina; logo, sem essa conexão, você morre. Ela é a sua fonte. É a tomada do seu celular que carrega os 100% da sua bateria e te permite usar todas as funções em potência máxima. A grande diferença é que essa fonte está dentro de você, e não fora. Quando ensinam que se deve buscar esses 99% de carga fora de você, ignorando o seu poder interior, isso, na verdade, te desconecta e, consequentemente, não faz nada bem. Sua conexão é interna e, portanto, pessoal. **Ela depende do autoconhecimento,** e essa busca, esse caminho que só você pode percorrer, te levará ao fim do mistério em torno do nome de Deus, porque o nome de Deus é EU SOU — e não Ele é. Portanto, se você acredita que nasceu para ser pobre, vai ser pobre. Se acredita que nasceu para ser feio, vai ser feio. Se acredita que é um derrotado, será um. Tudo o que você crê que é, o Eu Sou manifesta na sua vida. Por isso, não use sua energia de manifestação para manifestar aquilo que você não quer, mas sim para o que realmente deseja.

O grande mistério dessa conexão é você usar conscientemente essa energia para manifestar o que você sonhar, porque esse mundo invisível é que cria o visível. **A Centelha**

Divina simplesmente cria! Ela não conhece escassez. Se você vive na escassez hoje, é porque não está conectado com a sua fonte, ordenando que ela crie/manifeste toda a abundância no seu dia a dia. Não se opere mais no modo economia de energia, mas sim em potência máxima!

Todas as pessoas têm alguma história a contar de quando o sobrenatural interveio a favor delas, ou de quando a intuição as salvou de um perigo, não é mesmo? Elas apenas não sabem identificar o que de fato é esse sobrenatural, ou essa intuição. Neville conta que teve uma experiência transcendental ao ver seu Eu Superior. Ele disse que viu a si mesmo em uma posição de meditação, mas numa aparência mais jovem e angelical, e disse: "Ele está me meditando! Quando ele abrir os olhos e parar de me meditar, eu desaparecerei desta Terra." Imagine que a sua Centelha Divina está meditando, sonhando, imaginando viver uma vida terrena, fazendo de nós o sonho dela.

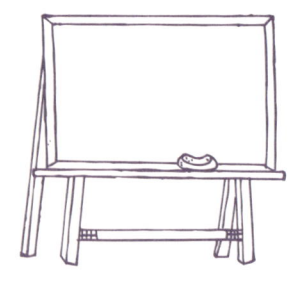

Se estou aqui hoje, transmitindo este conhecimento a você, é porque o meu Eu Superior, a minha versão mais elevada, está visualizando o que estou fazendo agora. Eu sou o sonho. A realidade é a minha Centelha Divina lá, manifestando tudo isso aqui. A Bíblia a chama de Espírito de Deus, e Jesus veio ensinar que esse espírito não está lá fora, e sim dentro de cada um de nós, onde habita o Sopro de Deus. Seja qual for o termo, pois são vários, todos eles explicam essa parte superior nossa, que é 100% amor, que não vive na dualidade, pois só há uma polaridade ali: a positiva.

> Quando há um alinhamento com a sua Centelha Divina, tudo em sua vida se ajusta, se resolve. Você não precisa apagar um incêndio aqui e outro ali, fazendo uma técnica para isso e outra técnica para aquilo. Não! Eu amo técnicas e ensino várias, mas a técnica que você mais precisa saber é justamente aquela que irá te conectar com o seu Eu Superior. Essa técnica, porém, não precisa vir dos outros, pois ela não depende de nada e nem de ninguém além de você mesmo.

Saiba, então, que a sua Centelha Divina está ansiosa para se conectar com você, e ela não vai fugir, porque **todos os dias** o seu Eu Superior busca caminhos de menor resistência para trazer até você o que você deseja, das coisas mais simples às mais grandiosas.

Sua Centelha Divina sempre cuida de você!

MAY ANDRADE

Capítulo 2

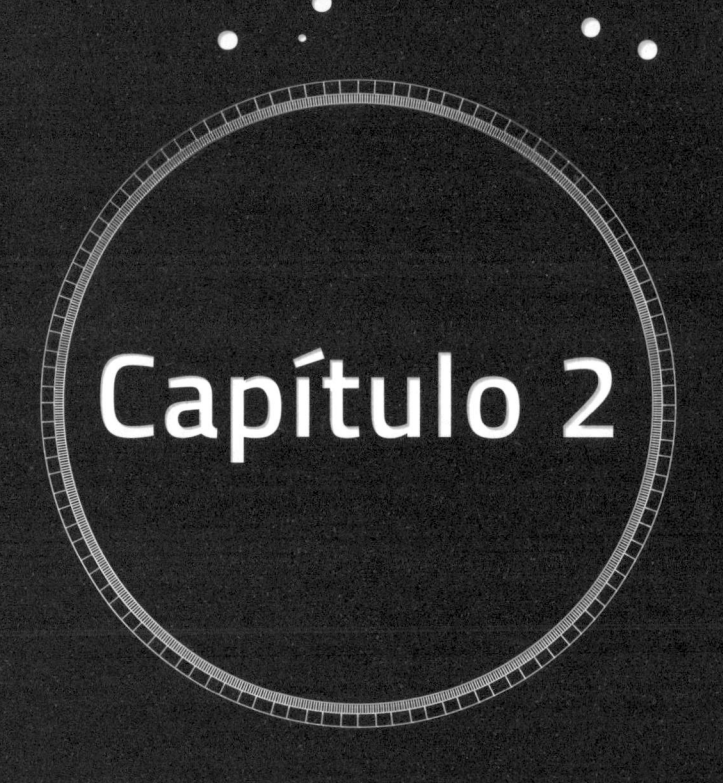

Quais os benefícios e as características de uma vida em conexão com a Centelha Divina?

Você se torna uma pessoa
mais positiva e otimista.
Você parece ter sorte,
pois tudo flui para você.
Você se torna mais autoconfiante.
Você passa a se amar de verdade.
Você tem equilíbrio emocional.
Você entende e valoriza a autorresponsabilidade.
Você se torna independente.
Você experimenta uma incrível
sensação de liberdade.
Você perde o medo de morrer.
Você solta tudo.
Você se torna um ímã de coisas boas.
Você manifesta com facilidade
todos os seus sonhos.
A prosperidade flui para você.

Como vive uma pessoa que está em conexão com a sua Centelha Divina? Como ela anda, age, pensa; enfim, quais os sinais dessa conexão? Por que eu devo achar que conectar-me com a minha Centelha Divina é a solução para tudo? Seria porque, uma vez conectada, eu passo a ser uma pessoa perfeita, que não vai se desalinhar jamais? Não! Porém, quando "pisamos na casca de banana" e damos aquela escorregada, isso gera em nós um forte desejo de experimentar o oposto do que fizemos, e esse desejo chega até a nossa Centelha como uma ordem e realiza o que pedimos. Portanto, estar conectado à Fonte de Tudo não nos impede de viver más experiências enquanto estamos temporariamente humanos, mas nos faz ter retornos opostos àquilo que vivemos de negativo.

A conexão com o Eu Superior não nos faz perfeitos, e sim humanos mais capazes de lidar com a polaridade negativa da dualidade na qual vivemos, o que nos faz aprimorar essa capacidade ainda mais. Esther Hicks, por exemplo, está há mais de 30 anos em conexão com sua Centelha, os Abraham, mas ainda assim declara que algumas vezes se desorienta, se perde no caminho, e isso é perfeitamente compreensível, pois nosso Eu Inferior vive nessa dualidade, o que significa que nem sempre estaremos do lado certo, amoroso, feliz, pleno e justo do caminho.

As pessoas geralmente acreditam que algumas criaturas humanas são tão iluminadas, de consciência tão expandida, que chegam a ser perfeitas, sendo, por isso, comparadas a Buda, Jesus e a todos os santos, mas não é isso o que se alcança ao se conectar com a Centelha Divina.

No livro *Fama, fortuna e ambição*, de Osho, ele fala que a sociedade está o tempo todo fazendo você ser o que não é, ser igual a alguém, mas os grandes mestres vieram aqui para nos ensinar, e não para serem copiados, tal como um clone. Quando se adere a uma religião, lhe dizem, por exemplo, que você tem de ser igual a Jesus, ou igual a Buda, mas não! Você tem de ser exatamente você mesmo, pois todos viemos à Terra com uma personalidade única para viver uma missão específica e, assim, construir a própria história. Os exemplos dos grandes mestres servem de norte, de modelo a ser seguido, e não a ser copiado ao pé da letra. Se devemos copiar algo, que sejam justamente as consciências desses seres, pois Jesus e Sidarta Gautama tinham, respectivamente, os títulos de Cristo, que significa "ungido/escolhido"; e de Buda, que significa "iluminado/de consciência expandida". Então, que sejamos cada vez mais ungidos e iluminados, a exemplo desses grandes mestres, mas sendo exatamente a Centelha que somos. Afinal, ser como Buda não é andar de túnica e fazer voto de pobreza, e ser Jesus não é ser crucificado, entende? Essa é a história deles, não a sua.

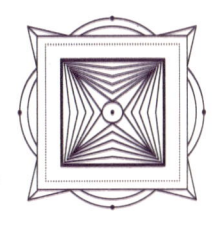

É por isso que eu sempre me identifiquei muito com Esther Hicks, que é uma pessoa totalmente normal: mãe, avó; uma pessoa que anda na rua normalmente, sem tentar passar aos outros a imagem de ser alguém perfeito. Em suas palestras de canalização, os Abraham chegam a entregar coisas que ela ainda precisa aperfeiçoar em si ou em sua caminhada, mas a mensagem final sempre é sobre o que foi aprendido com essa chamada falha, qual a lição tirada disso, e, sobretudo, para mostrar que quando estamos em conexão com o Eu Superior, até mesmo algo negativo que tenhamos feito volta para nós a nosso favor, pois como a Fonte é puro Amor, uma valiosa lição cheia de perdão, superação e benefícios chega até nós. Uma vida sem medo, com liberdade e leveza.

Portanto, conectar-se com a Centelha Divina não é tornar-se santo, mas, sim, tornar-se cada dia mais abundante, próspero em todos os aspectos e capaz de lidar muito mais facilmente com a dualidade da vida material, sendo uma mãe melhor, um esposo melhor, uma filha melhor, um irmão melhor — enfim, um ser humano de mais fácil convivência.

Quero destacar aqui um trecho de uma das palestras dos Abraham-Hicks, que diz:

Quando você parte da premissa de estar conectado com quem realmente é, você se torna poderoso. Assim sendo, utilizando seu poder, onde quer que você coloque a sua atenção, é o que você atrai para a sua vida.

Queremos que você saiba que a única diferença entre você e a sua parte não física, que chamamos de Eu Superior, que sabe tudo sobre você e está com você em cada momento, é que seu Eu Superior nunca olha para trás.

Nós esperamos que você entre para o raro grupo de humanos que finalmente aprendeu a apreciar o contraste do seu tempo e lugar. Porque é o contraste que te leva para o próximo nível. Em outras palavras, você precisa passar por experiências que façam nascer o desejo e o foco dentro de você, pois são elas que, por mais que sejam tidas como negativas, te levam ao próximo nível de expansão (ABRAHAM-HICKS).

No primeiro trecho, vemos que quem a gente realmente é, é o Eu Superior, a Centelha Divina. Essa é a sua personalidade energética, e assumir essa identidade é assumir o Poder e se tornar um ímã capaz de atrair tudo o que deseja manifestar.

Por isso, é preciso muito cuidado com onde coloca a sua atenção, pois, se focar numa coisa ruim, coisa ruim virá; mas se focar numa coisa boa, coisa boa virá.

Essa sua identidade real não olha para trás, ou seja, não fica te devolvendo seus erros do passado, te acusando e condenando. Portanto, se houver acusação na sua mente, te punindo por erros cometidos, isso certamente vem do Ego, e não da sua Centelha Divina, pois ela joga essas lembranças no Mar do Esquecimento. O Eu Superior vive no momento presente, no agora, e para ele não existem os tais equívocos pregressos.

Essa última parte da citação retoma o que já expliquei sobre os desejos nascerem do contraste, da nossa experiência temporariamente humana, que ao viver algo negativo, deseja naturalmente viver o oposto. No entanto, achei importante mencionar esse trecho especificamente para mostrar a você que a crença de que sua vida será perfeita e livre de qualquer imprevisto ou infortúnio é o que pode estar atrapalhando a conexão com a sua Centelha. A vida seguirá na lei do ritmo, esteja você conectado ou não, mas ao se conectar, você se tornará parte do raro grupo que aprendeu a apreciar os contrastes de seu tempo e lugar.

Todo tempo de adversidade é precursor do tempo da bonança, pois está anunciando que mudanças virão, e para melhor. Se você estudar a vida dos grandes empreendedores, será capaz de observar um padrão: quando eles estavam vivendo a maior adversidade da história de seus negócios, praticamente quebrados financeiramente, sem vislumbrar outra opção que não fosse decretar falência, surgia uma ideia incrível; essa ideia era, então, colocada em prática, fazia um enorme sucesso, mas tempos depois eles caíam novamente e mais uma vez precisavam se reerguer; então, se reerguiam e ficavam ainda melhores. Nesse panorama, fica nítido o movimento do pêndulo, da lei do ritmo, mas o que também fica nítido é a atitude de não se deixar abater pela adversidade, pois um tempo de dificuldade anuncia um tempo de bonança.

Ainda que você não seja exatamente um magnata, tenho certeza de que já houve momentos na sua vida em que você pensou: "Agora já era! Estou liquidado"; então, veio a providência divina, e você cresceu ainda mais. A expansão acontece para todos. O contraste vem para todos, e sempre para nos ensinar. E quando estamos conectados à nossa Centelha Divina, não nos deixamos liquidar pelo pêndulo.

Os Abraham também dizem que:

É possível tirar algo de valor de tudo. É possível encontrar o bem em qualquer situação. Isso é algo que só quem está ali-

nhado com a Fonte consegue fazer. Leva algum tempo para conseguir, mas quanto mais tempo você passa alinhado ao seu Eu Superior, mais coisas positivas consegue perceber no mundo! Quando se está alinhado com a Centelha, tudo flui. A pessoa parece ter "sorte", tudo dá certo em sua vida. E mesmo quando algo parece dar errado, ela se mantém firme e logo dá a volta por cima, ficando ainda melhor do que antes (ABRAHAM-HICKS).

É isso: quanto mais conectado, mais otimista e positivo se é, mais bem-sucedido será. É sobre se tornar capaz de ver muito mais coisas boas do que ruins na vida, tirando proveito até das situações-limite. O mundo jamais deixará de ter manifestações dualistas: pobreza x riqueza, saúde x doença, paz x guerra, pois esta é uma realidade 3D, submetida às leis que governam o Universo, e uma dessas leis é a da polaridade, que diz que tudo que existe tem sua versão oposta, ou seja, se existe o amor, também existe o ódio; e se existe a abundância, também existe a escassez. Contudo, é importante saber que os polos reversos, chamados de negativos, não existem para o mal em si, mas para fazer-nos atrair o polo positivo. É por isso que a adversidade anuncia a bonança: por desejarmos fortemente o oposto daquele fato que estamos vivendo.

Portanto, se você já possui alguma(s) das características expostas aqui, significa que você, em algum grau, já está se conectando com seu Eu Superior. Então, é hora de se aprofundar cada vez mais e mais, para que outras características sejam desenvolvidas. Mas atenção: se a sua vibração ainda for predominantemente pessimista, do tipo "Ih, isso não vai dar certo!", achando que todas as pessoas querem te enganar, e você se arma de críticas e maledicências, isso é sinal de que você está totalmente desconectado da sua Centelha.

Uma pessoa conectada percebe que tudo fica mais leve e fluindo melhor. Ela para de forçar as coisas a acontecerem em sua vida, pois sente que essas coisas estão simplesmente acontecendo, com naturalidade. Ela não tenta mais manipular as pessoas e forçar um crescimento, uma expansão, ou seja lá o que for. Não tenta ganhar o outro na lábia. Um ser em fusão com sua verdadeira identidade é como a correnteza de um rio: simplesmente flui. Portanto, se você perceber que está "remando contra a maré", solte o remo! Pare, descanse e deixe-se levar, porque a Centelha não está nessa contraprodução. E se você notar que está tentando arrumar justificativas "físicas" para o sucesso e a fluidez na vida dos outros, isso é mais um sinal de desconexão com o seu Eu Superior.

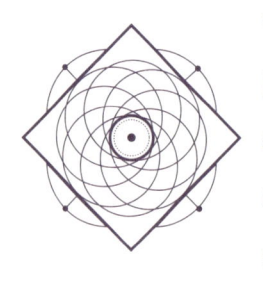

Antes do canal *Temporariamente Humana*, tive um outro no qual eu contava historinhas de ninar para crianças. Eu praticamente forçava meus parentes e amigos a irem lá, seguir, deixar o seu like, compartilhar — e ai de quem não fosse! Eu ficava controlando tudo, cobrando por que fulano não foi... Enfim, eu estava literalmente obrigando as pessoas a visitarem meu canal e participarem dele, o que estava em completo desalinho com a minha Centelha. Por outro lado, quando o Temporariamente Humana surgiu, ele simplesmente fluiu sem que eu precisasse propagá-lo do modo como fazia com o canal de histórias. Meus pais e irmã só descobriram o canal quando ele já estava com mais de 28 mil inscritos, e minha irmã chegou até a se chatear quando soube que já havia 40 vídeos lá, pois era como se eu estivesse "escondendo" deles. A verdade é que eu definitivamente não me comportei como uma youtuber desesperada por patrocínios, propagandas ou permuta de seguidores. Nunca apelei para nada disso. Todos aqueles que eu trouxe para o meu canal, trouxe porque sabia que agregariam em termos de conteúdo, e não em números de seguidores. Isso se deu justamente porque eu estava em um momento diferente da minha vida. **Eu confiava (e confio) tanto no meu Eu Superior** que não tenho preocupação alguma, e também já sei perceber que se um projeto que estou começando está travando, é porque devo parar; então, deixo aquilo de lado e vou fazer outra coisa que flua.

O exemplo mais forte que vivi disso foi quando eu estava grávida e decidi que, com cinco meses, iria aos EUA fazer meu enxoval lá. Depois de tentar comprar a viagem por três vezes e nenhuma ter dado certo, percebi que a minha Centelha não queria que eu fosse para lá; então, desisti. Não forcei, pois naquela época eu já sabia que se precisar de esforço, se houver dificuldade, é porque não é pra ser. E realmente, a minha Centelha, que sabe tudo de mim, sabia que bem na época que eu desejava ir para os EUA a pandemia da Covid-19 estaria instalada, e se a viagem realmente acontecesse, eu iria me preocupar demais por causa da minha condição. Por mais que eu confiasse na imunidade que meu Eu Superior me dá, eu sou humana, e minha parte humana iria, de algum modo, sofrer com isso; por isso, a minha Centelha me protegeu.

Essa é uma das maiores maravilhas da conexão: entender esse fluxo, entender os porquês das coisas, pois isso te dá cada vez mais autoconfiança para agir perante os contrastes.

E o que é essa autoconfiança para quem está conectado com a sua Centelha? Ela é bem diferente da autoconfiança arrogante daqueles que dizem, por exemplo, "Eu confio em mim, pois tenho PhD em X, Y e Z, então, quem é Fulano para vir me falar a respeito?" ou, ainda, dos que dizem "Ah, eu confio no Beltrano porque ele tem uma formação acadêmica exemplar e porque ele tem dinheiro!". A autoconfiança proveniente da conexão com a Centelha não se baseia em coisas tangíveis, mas sim na certeza de que se está sendo guardado, iluminado, direcionado e conduzido por uma Inteligência Superior.

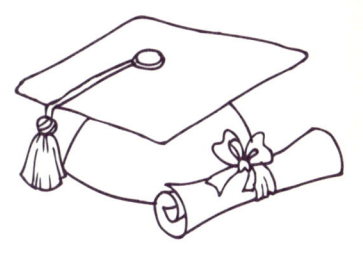

Entendido isso, também se entende o tanto de livramento que nossa Centelha nos entrega diariamente ao travar alguns projetos e desejos que tentamos realizar. Se nos basearmos em apenas um aspecto da vida, e sendo este um aspecto visível ou palpável, quando isso acabar, como fica? É como uma mulher basear sua autoconfiança no corpo escultural e no lindo rosto jovem, e quando esse corpo e esse rosto não mais estiverem dentro dos padrões de beleza impostos pela sociedade, sua autoconfiança irá embora junto com a beleza. Agora, se ela estiver baseada na forte relação com sua identidade verdadeira e poderosa, isso fará com que essa autoconfiança seja não apenas indestrutível, mas cada vez mais forte.

E autoconfiança não anda sem o amor-próprio. Uma pessoa otimista, com a vida leve, fluídica e autoconfiante não tem como não amar a si mesma. Mais do que isso, ela ama não apenas o seu 1% físico, mas os 100% energéticos superiores.

Ela passa a olhar para o seu corpo físico sabendo que ela TEM um corpo físico, e não que ela É aquele corpo físico. Ela valoriza esse ter, mas sabendo que o ser é a essência verdadeira. É o mesmo que dizer "Eu tenho um celular, mas não sou o meu celular". Hoje, me olho no espelho como olho para o meu filho. Eu vejo meu corpo físico e quero cuidar muito bem dele; quero guardá-lo e o amo de um modo que não tenho coragem de dizer coisas como "Que dente torto!" ou "Que nariz feio!", pois ele não tem culpa de nada disso. Eu me olho no espelho sabendo, conscientemente, que eu tenho um corpo, e não que eu sou o meu corpo. Se você se olhar no espelho e não amar o que vê, está precisando de mais conexão com a sua Centelha, pois olhar-se com compaixão e amor é reconhecer que a sua Centelha te ama, e isso você só vai entender de verdade no dia que sentir.

Se tudo está tão alinhado, o que mais se tem nessa equação é equilíbrio. Você passa a ter equilíbrio emocional e não se desespera quando algo foge do desejado ou planejado, pois sabe, enfim, que há uma Inteligência Superior tomando conta de você e de tudo ao seu redor. Você não mais depende de um outro ser fora de você para te ajudar, nem fica desesperado buscando essa ajuda ou, até mesmo, buscando opiniões alheias como se fossem indispensáveis, pois sabe que a única ajuda e opinião das quais você realmente precisa são as da sua Centelha Divina.

Eu respeito muito a opinião da Esther Hicks e de outros grandes autores e canalizadores de suas Centelhas, e até discordo deles em alguns pontos, mas sei que independentemente de eu gostar e confiar nos outros, minha real ajuda vem da minha conexão com o meu Eu Superior, e não com o Eu Superior "dos outros". Deles, fique apenas com o que flui para você, com o que fizer o seu coração cantar. O restante, solte!

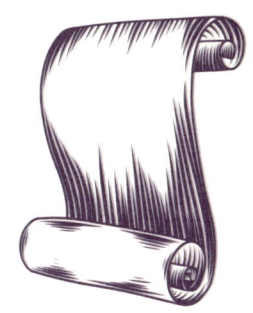

E por falar em opinião alheia, outra característica dos seres em conexão com a própria Centelha é o entendimento e a valorização da autorresponsabilidade. A pessoa entende que ela é responsável pelo que lhe acontece, afinal, ela atrai para si tudo o que a sua atenção foca. A autorresponsabilidade é o oposto da vitimização — frequência na qual a maioria das pessoas no mundo vibra ao culpar o Governo ou quem quer que seja, menos a si mesmo. Há um provérbio chinês do qual gosto muito que diz assim: "Aquele que culpa os outros tem um longo caminho a percorrer. Aquele que culpa a si mesmo já chegou na metade do caminho. E aquele que a ninguém culpa já chegou lá." Isso mostra que a gente só aprende quando se autorresponsabiliza, pois a vitimização não ensina nada. Se a culpa é do outro, a solução também está no outro. E como já foi dito, se tudo está dentro de nós, somos nós os responsáveis por tudo.

Se somos nós os responsáveis, também somos automaticamente livres e independentes! Não há necessidade do outro para indicar o caminho ou ensinar a percorrê-lo, porque todas essas informações vêm direto da nossa Centelha, sem intermediários. Isso traz uma liberdade que só se explica quando se sente. Os paradigmas se dissolvem, e junto com eles se dissolve o medo de morrer, afinal, só teme a morte quem acha que sua existência se limita somente ao seu corpo físico, ou quem até sabe que não é só isso, mas teme ir para o inferno. Uma pessoa livre sabe que nenhuma dessas duas premissas é verdadeira, o que torna esse temor sem sentido algum. A pessoa livre sabe que o temporário é esta experiência humana, onde simplesmente passamos férias.

O natural é ser Energia. É ser um com a Fonte Criadora. E ser um com a sua Centelha Divina te mostra que nenhum tipo de apego faz sentido. Se tudo é eterno, não há necessidade de se agarrar a nada, e essa é mais uma face da liberdade que se experimenta: você simplesmente solta tudo e abre espaço para a abundância plena se manifestar.

Capítulo 3

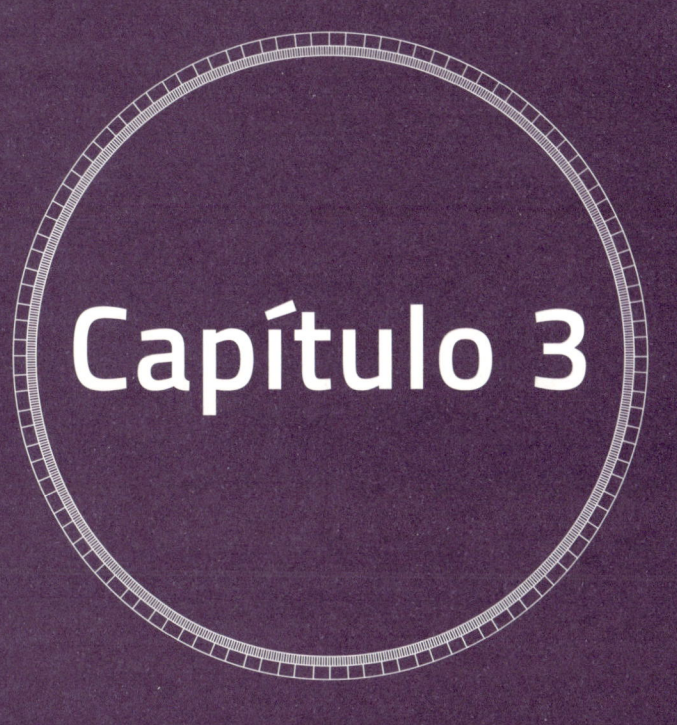

Ego *versus* Centelha Divina: Como diferenciar os dois?

EU INFERIOR (EGO/PERSONAGEM)	EU SUPERIOR (CENTELHA DIVINA)
Aspecto: Estar	Aspecto: Ser
Estado	Essência
Mutável	Imutável
Dualista	Unicidade do Ser
Peneira	Cadinho
Temporário	Eterno
Personagem	Ator
Estado mental	Consciência
Racionalização	Intuição
Amor condicional	Amor incondicional

Um dos maiores desafios da conexão é diferenciar o que vem do Ego, nossa personagem temporariamente humana; e o que vem da Centelha Divina, nossa verdadeira identidade, o fragmento do Todo. A linha que separa essas duas partes da nossa realidade é mesmo muito tênue. Porém, quando passamos a entender mais sobre isso, experimentamos a conexão, o alinhamento com o nosso Eu Superior, e vivenciamos experiências transcendentais e sempre muito pessoais, como visões, pressentimentos, vozes vindo à mente, sincronicidades e, principalmente, sonhos.

Recebo inúmeros relatos de pessoas que me narram seus sonhos para que eu lhes diga o que sua simbologia significa; nessas horas, eu sempre procuro orientá-las de modo que elas mesmas se tornem capazes de interpretar os próprios sonhos. Algumas vezes, também recebo relatos de visões e experiências com animais que surgem de repente, como passarinhos e borboletas que pousam na janela assim que a pessoa se conectou com sua Centelha e pediu orientações. São inúmeras as experiências, e todas bastante pessoais. É por isso que a pergunta "O que isso quer dizer?" não deve ser feita a mim, ou qualquer outra pessoa, e sim à sua Centelha Divina diretamente. Ela é quem vai lhe dizer o que aquilo significa para você, pois para mim pode significar algo que estará relacionado com as minhas experiências pessoais, e elas certamente são diferentes da sua. **Além do mais, perguntar à sua Centelha sobre qualquer coisa é exercitar sua conexão com ela e, assim, aprender cada vez mais a diferenciar o que está vindo dela e o que está vindo do Ego.** Não se pode terceirizar esse contato. As respostas que vêm de fora podem não ser satisfatórias e nem mesmo confiáveis, mesmo que venha da May, ou de quem quer que seja. Se não vier de você, não espere que uma resposta intermediada seja fidedigna à mensagem que a sua Centelha quer que você receba (sabe o telefone-sem-fio? Então...).

De acordo com a lei das polaridades, não há verdade absoluta. Todas as verdades são meias verdades — existe a minha, a sua, a do outro... As verdades se completam; todas elas são relativas. Isso pode levar a experiências bem negativas que partem de simples erros de interpretação. Em um de seus programas, o prof. Hélio Couto diz, com muita ênfase e intensidade, que, "se você tem alguma dúvida, se olhe no espelho e faça a pergunta para dentro de si confiando e sendo sincero; e a resposta com certeza virá!" Esse pensamento corrobora bem o que Tom Campbell[1], autor da trilogia *My Big TOE* (Minha grande teoria sobre tudo), fala — e muito bem — sobre o Ego.

---

[1] Thomas Campbell é um físico — cientista da NASA — e pesquisador da consciência que explorou seus estados alterados sem o uso de drogas, investigando suas habilidades e limitações. Sua pesquisa uniu os dois mundos da experiência objetiva e subjetiva e resultou em uma teoria unificada e abrangente de tudo, denominada My Big TOE (*My big theory of everything* — Minha grande teoria sobre tudo), que também faz alusão ao dedão do pé (*big toe*, em inglês), ou seja, ao "chute inicial". O autor enfatiza que chamar a obra de MINHA grande teoria não representa "orgulho pela autoria da obra", mas sim o fato de que no mundo subjetivo da sua consciência, se não for a SUA experiência, não pode ser SUA verdade.

Sempre que você tem um sentimento negativo, é seu Ego que está em ação. Quando você está chateado, aborrecido ou com raiva, é seu Ego sentindo isso, porque se você não tivesse o Ego, não se sentiria assim. Então, sempre que tiver um sentimento negativo, olhe para ele e se pergunte por que está sentindo isso. Se você for honesto consigo mesmo, vai acabar encontrando o medo subconsciente que o fez se sentir assim (TOM CAMPBELL).

Dois estudiosos dando o mesmo conselho: encarar-se, olhar para dentro de si e perguntar ao seu Eu Superior o porquê de estar se sentindo daquele jeito. Não se pode ignorar, fingir que o sentimento negativo não existe ou, até mesmo, sentir raiva por ter um pensamento ruim. Não. A melhor saída é conversar com esse sentimento, com o seu Ego, e acalmar seus ânimos. Trate-o como se ele fosse alguém diferente de você, pois assim, separando-se dele, você também conseguirá separá-lo da sua Centelha Divina e identificar mais facilmente quem é quem.

Pense que se a Centelha é amor, e se ela é a sua melhor versão, nela não deve existir medo, raiva, nem nada do gênero. Por isso, se você teve uma experiência ruim, ela veio do Ego, mas o entendimento dela, e seus desdobramentos, vêm do seu Eu Superior, e só se chega a ele através de uma conexão totalmente pessoal: de dentro, não de fora. Portanto, se alguém quiser fazer uma ponte entre você e Deus, desconfie, pois geralmente essa pessoa está mal-intencionada.

Sentiu inveja? Pergunte assim: "Ego, por que *você* sentiu inveja?", e não "Ego, por que *eu* senti inveja?". Separe os papéis, e tudo ficará cada vez mais claro. Assim, você chegará à resposta e ela te servirá como uma luva. Agora, imagine, por exemplo, que eu, May, diga algo como "Olha, *você* ficou com inveja porque você está aí encalhada enquanto a Fulana está em um relacionamento". A verdade é que ninguém quer ouvir do outro uma crítica, mas quando esta é uma autocrítica, é vista pelo Ego como iluminação, como algo vindo de uma mente iluminada que encontra as soluções para os próprios problemas dentro de si mesma.

O prof. Hélio Couto explica que o processo em si é simples, embora seja complicado no começo, pois quando você se fizer essa pergunta, o Ego automaticamente culpará outra pessoa pelo que você está passando ou sentindo quando, na verdade, é você quem deve assumir as responsabilidades pelos seus sentimentos, escolhendo como reagir ao que as pessoas dizem e fazem. Sua perspectiva dos acontecimentos é o que determina a forma como você se sentirá — eis o *modus operandi* dessa forma de consciência. Por isso, modificar esse padrão requer tempo e uma prática que se dá em três etapas:

> **Primeira:** identificar quando o Ego está agindo;
> **Segunda:** conversar com ele e perguntar por que ele se sente assim;
> **Terceira:** aguardar a resposta, mas já sabendo que muito provavelmente ele se vitimizará, acusando um outro alguém pelo que está passando.

Ao perceber a vitimização, é nossa hora de escolher quem será o Senhor da nossa vida: será esse Ego birrento, ou será a nossa Centelha Divina?

No livro *Seth fala — a eterna validade da Alma*, de Jane Roberts, que explica muito bem os aspectos do ser, o Ego, mais uma vez, é citado:

É um Deus ciumento, que quer seus interesses atendidos. Ele não quer admitir a realidade de nenhuma dimensão exceto daquela em que ele se sente confortável, e que pode entender. Ele foi intencionado para ser um auxílio, mas lhe foi permitido tornar-se um tirano. Se você tiver uma concepção limitada da natureza da realidade, então seu Ego fará o melhor para mantê-lo na pequena área fechada da realidade que você aceita (JANE ROBERTS).

Nessa obra, Seth mostra que há várias dimensões da realidade, espalhadas em multiversos aos quais todos nós temos acesso. O Ego, porém, por ser um tirano que só admite a fatia da realidade onde se sente confortável — que é a realidade física 3D dos cinco sentidos —, sempre lutará para não te deixar explorar as dimensões que transcendem esses cinco sentidos, pois lá ele não pode existir. E por causa do medo de desaparecer, ele dificulta sua conexão com a sua verdadeira identidade, o seu Eu Superior, para que você não compreenda que ele, o Ego, é uma parte sua, um avatar, e com poder limitado — aquele 1% que será facilmente engolido pelos outros 99%.

Quando você se apresenta a alguém, geralmente diz o quê? Talvez, algo como "Meu nome é Fulano de Tal, tenho X anos, moro na Cidade Tal, minha profissão é Y, torço para o time A...", não é mesmo? Todas essas informações são características da personagem, do Ego; e se você se identifica como sendo ele, é apenas esse 1% que reina — mas só reina justamente nesta realidade física palpável, em nenhuma outra mais.

Quando você entende e assume que sua verdadeira identidade é a sua Centelha Divina, fica claro que o seu Ego é apenas uma fantasia, um mero avatar, que perde a razão de ser/existir.

O Livro do Ego, de Osho, é outra leitura que recomendo fortemente para que você avance nesse despertar, nessa diferenciação entre uma parte e outra. Além dele, outro que recomendo é um bastante usado em cursos de coach, por ser uma obra de autoconhecimento e desenvolvimento pessoal: *O Ego é seu inimigo*, de Ryan Holiday, um jovem propagador do estoicismo[2]. Esse livro nos ensina a lidar com as críticas baseado nos ensinamentos dessa filosofia. Para isso, ele também nos ensina a diferenciar o Ego de sua real identidade.

Dizer que o Ego é seu inimigo pode levar você a sentir raiva dessa parte sua, mas a intenção aqui não é essa, e sim mostrar o porquê de ele ser como é e agir como age: simplesmente

---

[2] O estoicismo é uma escola de filosofia helenística fundada na Grécia, em Atenas, por Zenão de Cítio no início do século III a.C. Os estoicos ensinaram que as emoções destrutivas resultavam de erros de julgamento, da relação ativa entre determinismo cósmico e liberdade humana, e a crença de que é virtuoso manter uma vontade que está de acordo com a natureza. Devido a isso, os estoicos apresentaram sua filosofia como um modo de vida e pensavam que a melhor indicação da filosofia de um indivíduo não era o que uma pessoa diz, mas como ela se comporta. Para viver uma boa vida, era preciso entender as regras da ordem natural, uma vez que ensinavam que tudo estava enraizado na natureza.

por medo de deixar de existir. A questão, então, é aprender a dominar seus sentimentos e ações, colocando-os em seu devido lugar, que não é o de imperador tirano, ditador da sua vida.

A compreensão melhora quando entendemos mais sobre os três aspectos do Ser: o Todo; o Eu Superior ou Centelha Divina; e o Ego/Avatar.

Os teóricos estudiosos dizem que, no princípio, existia apenas o Todo: uma consciência única, fonte criadora de tudo. Essa consciência não representa um Zeus sentado num trono no Céu, é tão somente uma energia amorfa. Até que então, em um determinado momento, essa consciência se expandiu e se fragmentou, mas não no sentido de uma ruptura, pois todos os fragmentos dessa expansão estão interligados, conectados entre si, fazendo esse Todo seguir vivendo, existindo, respirando, se movendo, vendo e sentindo através de todos nós. O Todo projetou em cada um de nós uma porção de sua própria consciência, criando, assim, as Centelhas Divinas, ou Eu Superior/Interior, Homem da Quarta Dimensão, Homem do Céu ou, ainda, Alma. Tudo isso para denominar uma versão sua que vive além desta dimensão terrena, e algo que já era abordado há tempos pelas ditas ciências ocultas, que nada mais eram que filosofias perseguidas por um consciente coletivo que ainda não estava preparado para compreender isso. Agora, porém, vivemos um tempo em que estamos mais despertos e, portanto, com maior alcance de entendimento, fazendo com que tudo isso possa, enfim, vir à tona.

> **Centelha significa uma chama menor vinda de uma chama maior, e o sentido da Centelha Divina é exatamente este: uma fagulha da grande explosão de consciência, que jamais deixará de ser a própria consciência em si.**

O que acontece, então, com quem morre?

Imagine que você está diante do oceano, com um copo na mão. Você põe nesse copo um pouco da água do mar, leva esse copo para longe da fonte e, então, congela essa porção de água. Mesmo longe da fonte, e mesmo congelada, essa água jamais deixará de ser a água do oceano, pois sua característica não muda de acordo com sua localização geográfica ou estado de matéria. Quando essa água descongelar e você decidir devolvê-la ao oceano, ela seguirá sendo a mesma água, porém novamente integrada à fonte. Assim é quando morremos: apenas somos reintegrados à Fonte Criadora. O que antes era também corpo físico volta a ser apenas Eu Superior, ou Centelha Divina. É apenas um "Adeus, Ego, nos vemos no próximo avatar!"

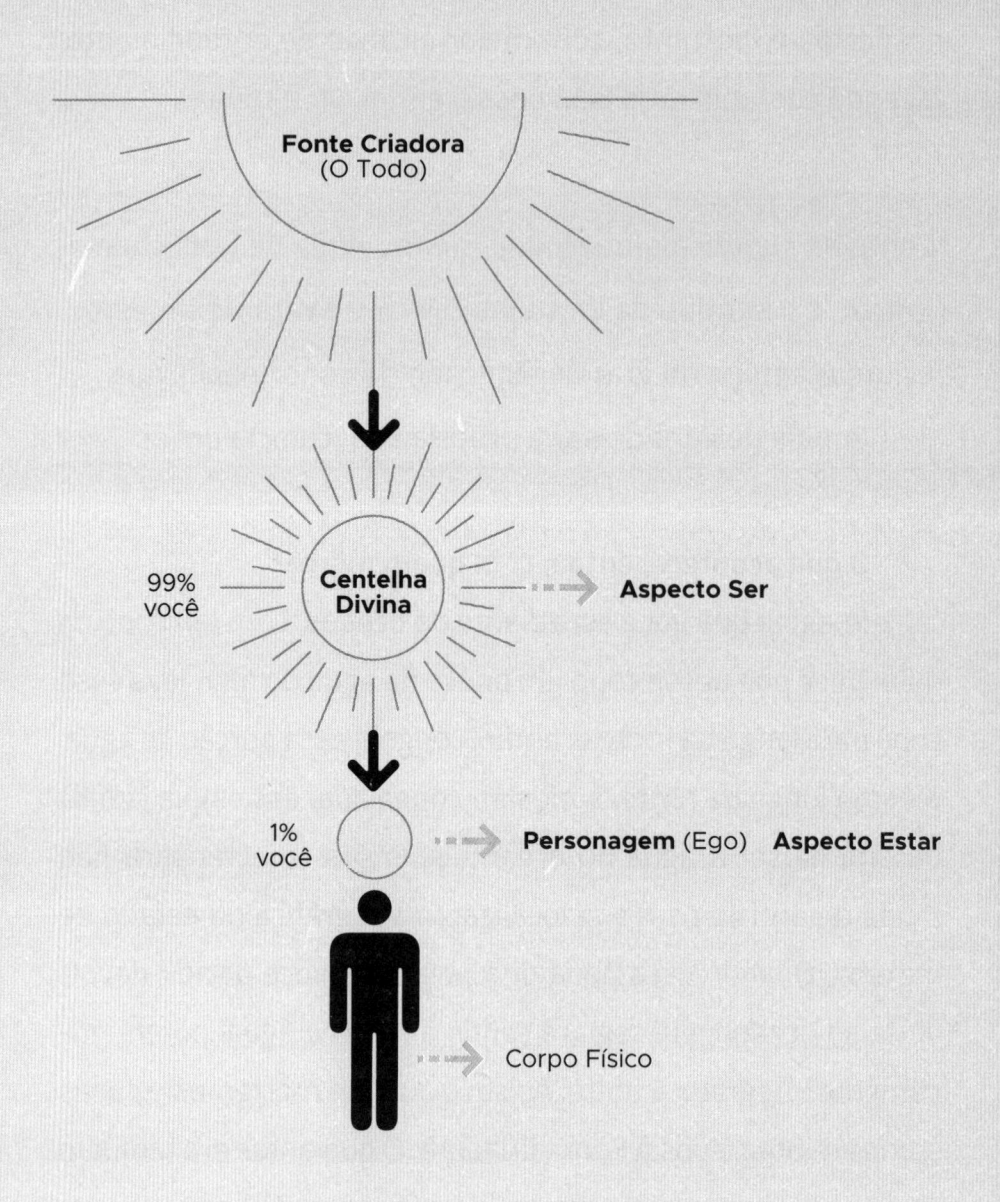

Fonte Criadora
(O Todo)

Centelha Divina

99% você

→ **Aspecto Ser**

1% você

→ **Personagem** (Ego)   **Aspecto Estar**

→ Corpo Físico

O normal é ser sempre oceano, mas, de tempos em tempos, você é temporariamente colocado em um copo, e ali permanece até ser devolvido à fonte. Imagine uma grande sopa cósmica na qual você não sabe onde você próprio começa e termina, e onde o Todo começa e termina, pois a fusão é total. Eu tive o privilégio de viver essa experiência da fusão total — ainda que bem rapidamente — quando fiz o exercício da pergunta no espelho, que me levou a uma experiência transcendental, uma viagem extracorpórea na qual eu era invisível e voava sobre as montanhas nevadas do estado americano de Utah. Ali, eu sentia que era absolutamente normal estar voando e experimentando aquela sensação de liberdade total. **Senti-me muito feliz e poderosa em não ter um corpo físico, em não ter limites, em ser uma consciência que enxergava tudo.** É difícil explicar isso dentro dos padrões físicos, mas eu sentia que ao meu lado havia uma outra consciência emanando energia para mim, dizendo-me em pensamento: **"É loucura pensar que com a mente finita você entenderá o que sua mente infinita sabe".** Ali, eu não sabia onde eu começava e terminava, e nem onde essa consciência começava e terminava, porque éramos uma coisa só. Essa experiência que eu vivi é bastante semelhante às relatadas por pessoas em experiência de quase morte.

Em seu livro *Morri para renascer*, Anita Moorjani relata sua luta contra o câncer e toda a experiência que a levou à cura, após uma perturbadora experiência fora do corpo ao, literalmente, falecer por metástase. A maneira como ela explica essa sensação de fusão com a Fonte Criadora é comparando isso à mão humana, como se a mão fosse o Todo e os dedos que saem dela fossem as consciências conectadas, pertencendo a ela; muito similar ao exemplo do copo com água do oceano. A ideia de conexão permanente é a mesma.

Rumi (1207 a 1273), poeta e pensador místico persa, alguém de quem gosto muito, diz que "você é o Universo em movimento estático. Você não é só uma gota no oceano, e sim o oceano todo compactado em uma gota."

O Todo criou o Eu Superior, que é assim chamado porque vive numa camada/dimensão superior, onde não há algumas Leis que regem o Universo, como a lei das polaridades, que levam aos contrastes. Lá, a polaridade negativa não existe, apenas a luz, o amor e a abundância. E para que as consciências pudessem, então, experimentar quem são e saber suas características, pensou-se num plano inferior, como uma espécie de simulação, para que, no contraste, elas entendessem o Todo, e entendessem que são parte dele. Assim, nasceu o terceiro aspecto do Ser, que é o Ego, e que por existir somente aqui, luta para que você não conheça a fundo a sua real consciência, a Maior, que é Centelha Divina do Todo.

Há um conto que eu também gostaria de indicar a você, chamado *A Pequena Alma e o Sol*, que é parte da trilogia *Conversando com Deus*, de Neale Donald Walsch. Eu considero essa a obra que me reconciliou com o Deus Verdadeiro, oposto àquele Deus punitivo e severo no qual eu acreditava antes, aquele que me pedia sacrifícios e humilhações para que Ele me amasse. Eu pensava que não, mas eu tinha medo de Deus, porque era nesse Deus que eu acreditava. **Então, eu sempre digo às pessoas que sempre me pedem para falar de Deus, de Jesus, da Bíblia, para lerem essa trilogia. Ela é um divisor de águas!**

Esse conto que indico a vocês fala de uma pequena Alma que desejava saber quem ela era, e então perguntou a Deus, que lhe disse: "Tu és luz". Mas ela não sabia o que significava ser luz, porque, onde ela morava, todo mundo era luz. Era como ser uma vela acesa sob o sol do meio-dia. Então, ela pediu a Deus para se experimentar sendo a luz, na totalidade do que é ser uma luz; e Deus lhe disse que, para tal, ela deveria conhecer a escuridão. Ela, então, questionou o que é escuridão, e Deus lhe respondeu: "É exatamente aquilo que você não é!". A pequena Alma foi, então, descendo rumo à aventura de experimentar o que era ser luz na escuridão, e quanto mais ela descia, mais escuro ficava, e mais forte ela brilhava, e mais ela podia ver a intensidade da verdadeira identidade do seu Ser. Mas a pequena Alma teve muito medo e gritou: "Deus, eu não quero mais isso!", e voltou para perto do Todo.

Esse conto é bem maior; citei aqui apenas uma parte dele para destacar a seguinte lição: a gente não sabe o que uma coisa é se não souber o que ela não é! É por isso que a vida física foi criada: para que pudéssemos experimentar temporariamente as polaridades inversas e, enfim, entender o que somos em essência. Só sabemos que somos perdão quando conhecemos a ofensa. Só sabemos que somos amor quando conhecemos o ódio. A pequena Alma era luz dentro da luz, e por isso ela não conseguia se ver como tal.

Eis o porquê da criação do Ego, mas ele não tem memória, não sabe sua origem, identificando-se apenas com o corpo físico e os cinco sentidos. Essa pequena porção de (1% de) identidade, também chamada de Eu Inferior ou Personagem, não é sua verdadeira identidade; portanto, não adianta se apegar a ela, porque ela em breve vai desaparecer. Todo o resto ficará, menos ela. Sua Centelha Divina, quando se projeta num corpo, ganha junto vários rótulos, como um nome, uma origem familiar e geográfica, uma profissão, um conjunto de crenças religiosas; e isso vai definindo a sua personagem, a sua experiência temporariamente humana, apenas. Ao tirar tudo isso, o que sobra? Todo mundo é luz, todo mundo é Centelha Divina. O corpo físico é só a lâmpada — que até queima, mas a energia que a mantinha acesa, não. Esta permanece aguardando outra lâmpada como veículo para brilhar. O seu ente querido que fez a transição continua sendo energia — e, aliás, mais acessível do que já estava antes, pois agora ele se lembra da origem dele.

O livro *O Caibalion* diz que quando o Todo criou Tudo que é, ele projetou seu aspecto Ser, a sua vontade, no seu aspecto Estado. Isso mostra que seu Ego e tudo o que ele sente, é tão somente um estado mental, um momento, que pode ser alterado, enquanto o seu Eu Superior é a sua essência, sua identidade. O desafio, então, é você deixar de achar que sua essência é o Ego e entender que a essência é o seu Ser, e que seu ser é a Centelha Divina.

Na Bíblia, quando Moisés pergunta a Deus, na sarça ardente, "Quem eu digo que me enviou?", Deus responde: "Diga que Eu Sou te enviou". Eu Sou é o nome de Deus, é aspecto Ser, é essência — que é a sua, que é a de Moisés, que é a de todos nós. Aquele encontro na sarça é uma representação de uma busca interior, na qual Moisés encontrou a Centelha Divina dele. A chama na sarça ardente é a verdadeira identidade de quem ele é, por isso a resposta "Diga que Eu Sou te enviou". Quando ele desceu do monte, seu rosto brilhava, porque quando a gente se conecta com a essência, tudo se ilumina, porque a essência é luz. E assim chega ao fim o domínio do Ego na sua vida, pois você não se identifica mais com esse 1%.

Na série *Kidding* (Brincando, em tradução livre), o ator Jim Carrey viveu uma personagem, e os bastidores dessa obra viraram um documentário. Jim mergulhou tanto na personagem (um apresentador de programa infantil dos anos 1970), que chegou a impressionar a equipe e as pessoas que conviveram com ele naquele trabalho.

Ele só saiu de cena, digamos assim, quando o trabalho de filmagem realmente acabou. E veja que o ator é um profissional do assunto, além de ser um homem desperto, estudioso e, até mesmo, um dos embaixadores da Lei da Atração.

Então, se até ele passou por esse mergulho profundo e teve dificuldade de se desvencilhar, se identificando tanto assim com a personagem que interpretou, é fácil entender que nós aqui, na vida terrena, fazemos exatamente isso, até o fim dessa experiência temporariamente humana. Jim adotou essa personagem e se esqueceu da sua verdadeira identidade.

O documentário mostrou bem isso, que o despertar da sua consciência é justamente você se lembrar de quem, de fato, você é, e não mais se deixar dominar pela personagem.

A diferença entre o dualismo e a unicidade do ser é entender que aqui há várias personagens sendo interpretadas:

umas são boazinhas, outras são malvadas; contudo, sejam elas boas ou más, quem as escolhe somos nós, pelo crivo da nossa peneira, esquecendo que devemos ser o cadinho.

No *Livro de Mirdad*, de Mikhail Naimy — outra obra iniciática cuja leitura eu recomendo —, o autor diz que "a palavra do homem é a peneira, e a palavra de Deus é o cadinho". Isso quer dizer que o homem separa as coisas entre o que presta e o que não presta, tipo joio do trigo, jogando fora o que não serve. Já o cadinho é aquele instrumento no qual os pedaços de metal que foram descartados como imprestáveis são fundidos novamente, originando dali um novo objeto.

Então, para a Fonte Criadora, tudo tem serventia; nada é desperdiçado ou simplesmente acaba, pois é apenas reintegrado à sua Fonte. Quando você diz que alguém é seu inimigo, essa mesma pessoa é amiga de alguém. O Ego julga, separa e elimina, enquanto a Centelha Divina reunifica aquilo que a personagem desprezou.

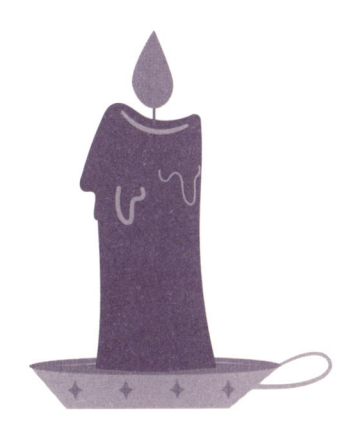

Outro aspecto diferencial é a racionalização e a intuição. O Ego racionaliza tudo, pois precisa de coisas físicas e palpáveis para crer, tipo São Tomé. Intuição não é com ele, mas esse canal é justamente o meio pelo qual o nosso Eu Superior fala com a gente. O instrumento de um é um descrédito para o outro.

Porém, a meu ver, a diferença mais gritante entre um e outro é a forma de amar. Antes de ler a trilogia *Conversando com Deus*, eu realmente achava que o amor de Deus era condicional, que Ele só me aceitaria em seu céu se eu seguisse uma lista de regras. Hoje sei que um verdadeiro Pai ama seus filhos ainda que eles "pareçam não merecer". Não há condição imposta. Só a personagem condiciona. A Centelha Divina simplesmente já sente amor por você. Ela não precisa de algo vindo de você para que, então, o sinta.

Assim, a lição que eu deixo a você é: identifique-se mais com seu aspecto Ser do que com seu aspecto Estar; mais com seu Eu Superior do que com seu Eu Inferior. Esse é o segredo da verdadeira liberdade.

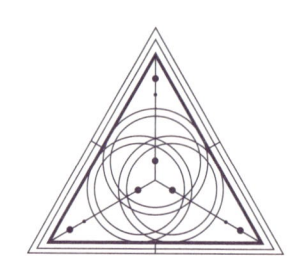

Capítulo 4

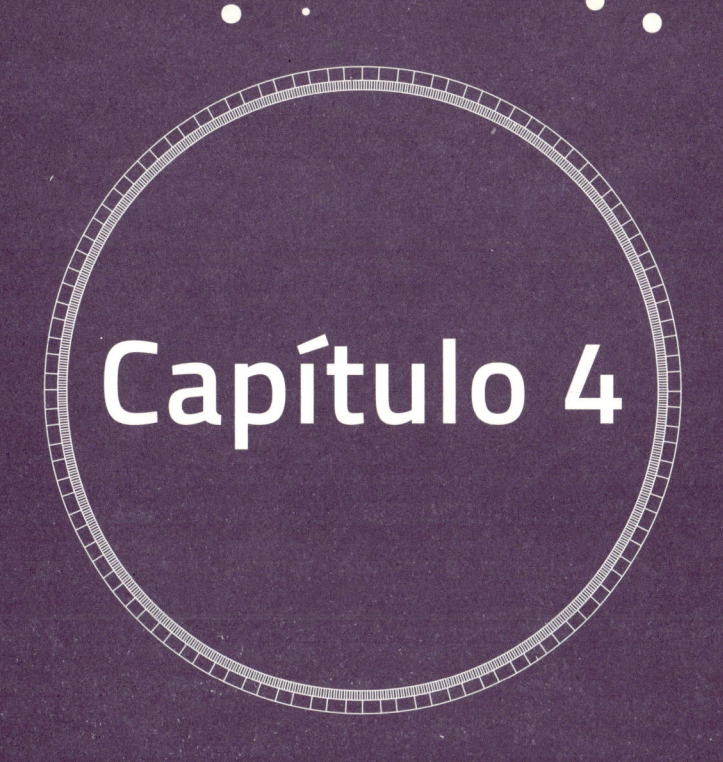

Centelha Divina: A chave-mestra

Chave-mestra. Você sabe o que ela significa? É uma ferramenta que abre qualquer porta, não importa a fechadura. É a solução — e definitiva — para tudo. Então, qual porta você quer abrir? Seja ela qual for, você precisa do alinhamento vibracional com a sua Centelha Divina. Essa é a chave para fazer fluir qualquer área da sua vida!

> Se você prestar atenção, a vida de qualquer pessoa é um quadrante de áreas que englobam tudo o que vivemos. Para ter a vida dos sonhos, essas áreas precisam estar equilibradas (lembrando que você merece ser abundante, transbordar além do suficiente).

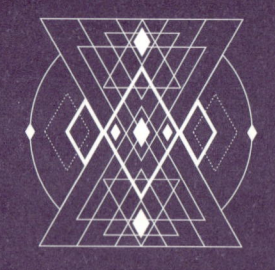

Qualquer problema que vivamos estará obrigatoriamente dentro de um desses quadrantes, que são: Amor (família, autoestima, e tudo que envolve o tema), Finanças (profissão e salário ideais, a casa e o carro dos sonhos etc.), Relacionamentos sociais (relacionamento interpessoal, harmonia com colegas de trabalho, vizinhos, e socialmente de modo geral) e Saúde (física, mental, emocional, corpo dos sonhos, aceitação do corpo que se tem etc.).

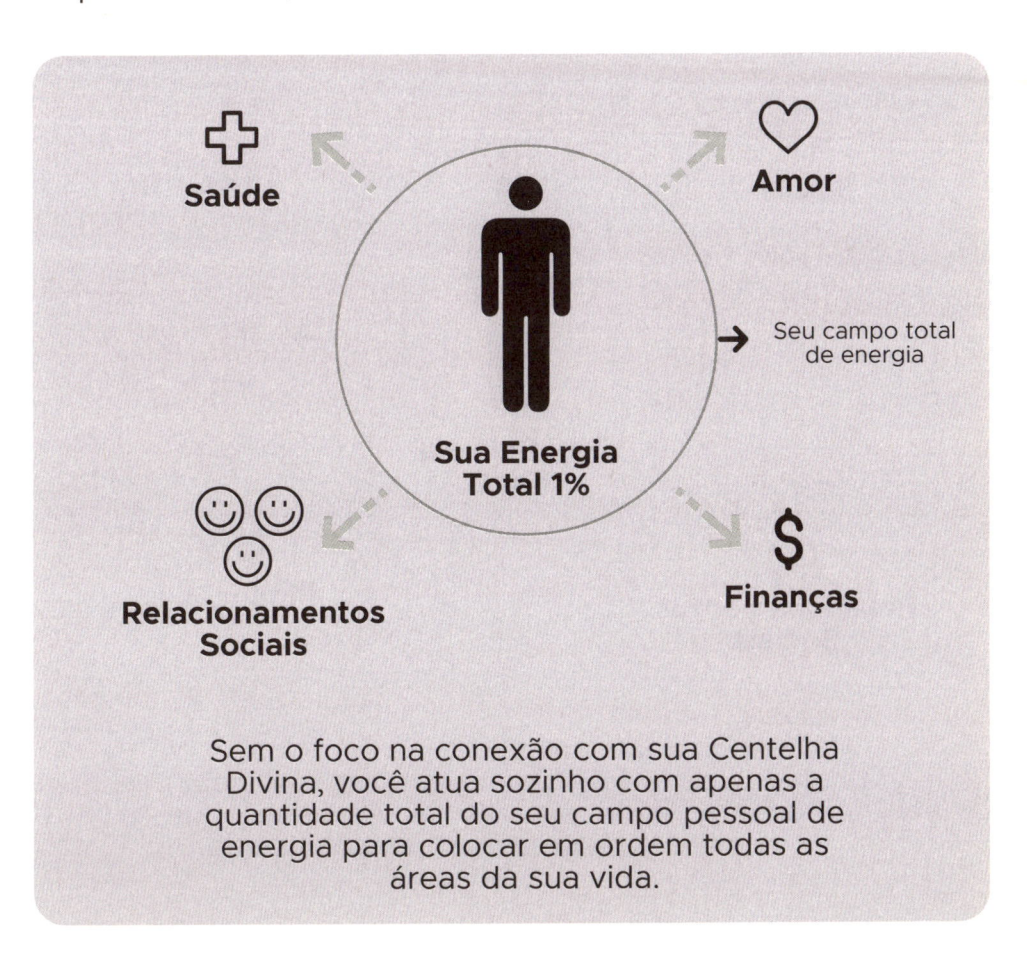

Saúde

Amor

Seu campo total de energia

Sua Energia Total 1%

Relacionamentos Sociais

Finanças

Sem o foco na conexão com sua Centelha Divina, você atua sozinho com apenas a quantidade total do seu campo pessoal de energia para colocar em ordem todas as áreas da sua vida.

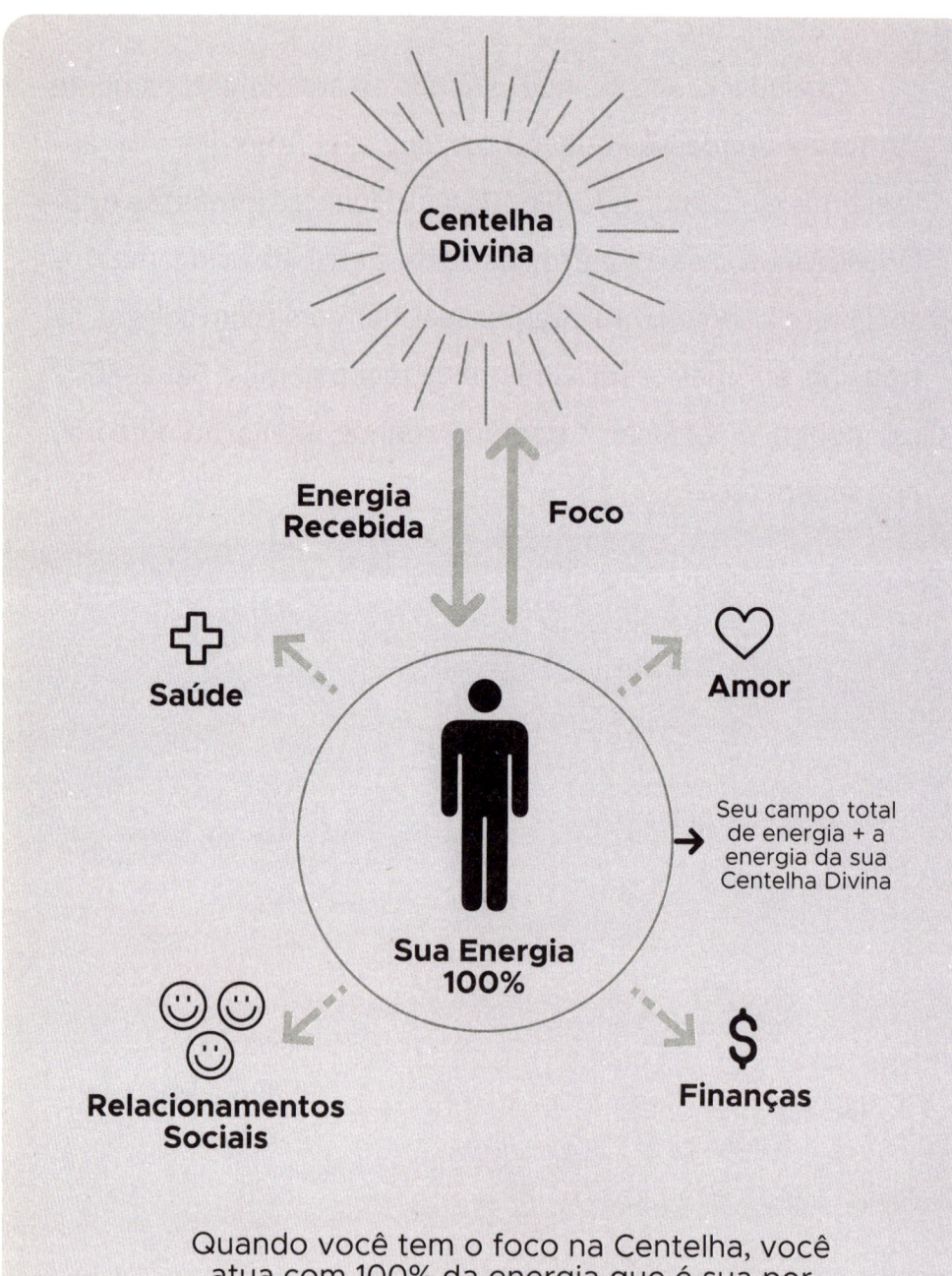

```
                    Centelha
                    Divina
```

Energia Recebida ↓ ↑ **Foco**

✚ **Saúde** ← · · ·   ♡ **Amor** ↗

Sua Energia 100%

→ Seu campo total de energia + a energia da sua Centelha Divina

☺☺☺ **Relacionamentos Sociais** $ **Finanças**

Quando você tem o foco na Centelha, você atua com 100% da energia que é sua por direito natural. A partir daí, você consegue ver todas as áreas da sua vida fluindo.

Agora que já sabe quais são os seus quadrantes, de 0 a 10, qual nota você dá a cada um deles?

Amor	Nota:
Finanças	Nota:
Relacionamentos sociais	Nota:
Saúde	Nota:

Se para qualquer um a nota não foi 10, você precisa da técnica da visualização da vida perfeita. É hora de reescrever a sua história usando a nossa grande ferramenta mental: a imaginação (que Neville Goddard chama de "Deus em ação"). A primeira lei hermética[1] diz que o mundo é mental, então, essa é a ponte que liga seu Eu Inferior ao seu Eu Superior, fazendo as coisas se materializarem, visto que tudo é primeiramente criado no plano mental para depois existir no físico.

---

[1] As leis herméticas são sete e se baseiam nos princípios incluídos no livro *Caibalion*, que reúne os ensinamentos básicos da Lei que rege todas as coisas manifestadas. A palavra *Caibalion*, na língua hebraica, significa "tradição" ou "preceito manifestado por um ente de cima". Essa palavra tem a mesma raiz da palavra *Kabbalah*, que, em hebraico, significa "recepção".

Essa técnica em si é simples de ser feita, e extremamente valiosa. Primeiro, faça uma respiração consciente, conectando-se com a sua Centelha Divina. Em seguida, visualize, com riqueza de detalhes, cada um dos quadrantes da sua vida sendo nota 10, tendo tudo aquilo que o faz ser pleno e abundante.

Comece pelo quadrante do amor. Imagine sua família inteira — pais, irmão(s), companheiro/a amoroso/a, filhos, animais de estimação —, todos perfeitamente saudáveis, felizes e vivendo em abundância de recursos. Veja-se vivendo em harmonia total consigo mesmo, com autoestima elevada, com tudo fluindo... Então, imagine que você pega o celular, acessa o app do seu banco e vê o saldo da sua conta. Veja o valor incrível que aparece lá, sabendo que você pode contar com isso — e até o dobro ou mais — todos os meses. Visualize-se no carro dos seus sonhos, cada detalhe dele; sinta o cheiro, agarre o volante e diga "É meu! Eu conquistei porque mereço!". Imagine, agora, a sua casa: a arquitetura, a decoração... Sinta o cheiro dela; veja cada espaço e cada pessoa que mora nela. Agora, veja as festas ali com amigos, família, colegas daquele trabalho dos seus sonhos, o que você sempre quis ter. Enxergue cada pedaço da sua rotina diária nele, da hora que você acorda para se preparar pra trabalhar até o fim do expediente, e sinta quantas pessoas te enaltecem por esse trabalho, quantos reconhecem que você é incrível no que faz, que é uma referência de profissional bem-sucedido porque é feliz com o que faz. Termine sua visualização se olhando no espelho e vendo seu corpo perfeito, por fora e por dentro, saudável em tudo. Veja exames de rotina mostrando o quão saudável você é, veja sua alimentação diária abrindo a geladeira e encontrando coisas que você ama, sente prazer de comer e que mantêm o seu corpo forte. Imagine as suas emoções sob controle, assim como sua mente, passando longe do estresse, da ansiedade, dos transtornos.

Tudo está em paz. O ar que você respira é paz. Quando perceber que seus quadrantes todos revelam a vida em pleno equilíbrio, como você merece, respire mais uma vez de forma profunda, agradeça e abra os olhos. Siga sentindo como tudo isso é maravilhoso.

Convido você a sempre fazer esse exercício. Ao invés de se olhar no espelho e brigar com o seu corpo; ao invés de abrir o aplicativo do banco e ficar triste com o seu saldo, corra para o seu mundo interior e visualize seus quadrantes perfeitos.

Passamos a vida inteira buscando alinhar essas áreas fazendo uma técnica para cada coisa, o tempo todo fazendo algo aqui e ali, em angústia ou desespero para consertar um relacionamento, sanar uma dívida, curar-se de uma doença. É aí que entra a chave-mestra, o alinhamento vibracional com seu Eu Superior que abrirá a porta para essa vida que você acaba de visualizar.

Técnicas são ótimas, eu mesma as ensino, mas o que transformou a minha vida de verdade foi entender que eu não preciso de um molho com 100 chaves para abrir 100 portas, e sim de uma chave-mestra que vai abrir todas essas portas de uma vez.

Sabe por que os quadrantes da vida não se alinham, ou se quebram facilmente? Porque só há 1% de energia circulando neles. Sua vida se torna um celular no modo "economia de bateria", selecionando uma área para privilegiar/fazer funcionar. É como ver aquelas pessoas que se dedicam ao corpo malhando na academia, comendo balanceado... Mas e o amor? Desastre! Ou aquelas pessoas que são muito bem-sucedidas financeiramente, ganham dinheiro, têm status... Mas e a família? Destruída! E a saúde? Acabada! Tudo graças ao modo 1% de energia. Com essa economia toda, não adianta sequer pensar que, então, basta fazer as técnicas X, Y e Z para os três quadrantes que estão desastrosos, porque simplesmente não se tem energia o bastante para essas técnicas funcionarem minimamente. **Já no modo 100% de carga, quando se precisa, por exemplo, de um auxílio no quadrante financeiro, a sua Centelha Divina vai te enviar todas as soluções possíveis sem que você precise se desesperar atrás delas.**

A passagem bíblica na qual Jesus diz "Buscai primeiro o Reino dos Céus e sua justiça, e tudo o mais vos será acrescentado" é justamente isso: conecte-se com a sua Centelha e toda a sua abundância, que é exatamente isso que se manifestará em sua vida, em cada um dos quadrantes. Eis mais um dos exemplos da linguagem metafórica da Bíblia que explica as verdades metafísicas do funcionamento do Universo.

Outro exemplo disso é quando Jesus chega ao poço e encontra uma mulher samaritana, e pede a ela um pouco de água. A mulher se recusa a dar, e então Jesus diz: "Desta água que beberá, sentirá sede novamente, mas com a água que eu tenho a oferecer, não sentirás mais sede, e do seu interior fluirão rios de água viva". O que ele quis dizer com isso? Que ao se conectar com a Fonte Criadora — que Jesus ali representava, por isso falava em primeira pessoa —, esta jorrará dentro de você mesmo, não sendo mais necessário ir a um poço externo — religiões ou dogmas — para buscar nada. Dinheiro? Não precisa se desesperar, enganar os outros, correr atrás, competir, pois ele flui para você e de dentro de você. É acessar o imaterial para materializar, sem precisar depender de nada do que já está aqui, fisicamente concretizado. Basta depender apenas da sua Fonte interior.

A expressa maioria das pessoas bem-sucedidas sempre atribui seu sucesso a algo que chamam de intuição. Agora

você já sabe que a intuição é a sua Centelha Divina falando com você, te orientando pelo caminho de menor resistência, te trazendo tudo diretamente.

É isso que Jesus quer dizer ao afirmar que "tudo o mais lhe será acrescentado" e que "de seu interior, fluirão rios de água viva". E esse acréscimo é contínuo, é fluídico. Quando você chegar num objetivo, agradeça e já visualize os próximos. Seu Eu Superior quer isso mesmo: manifestar constantemente a abundância através da sua experiência temporariamente humana.

É por isso que a conexão com a Centelha Divina é a solução para todos os problemas, e isso não é nenhum exagero, frase de efeito ou sensacionalismo. Saiba que estar de posse desta obra, em suas mãos, já é obra da sua conexão. Essa verdade você sabe bem, pois ela não é nova; ela sempre esteve aí contigo. Aliás, ela está em cada um de nós. É somente uma questão de se lembrar daquilo que sua Alma já sabe e reconhecer isso definitivamente: seu espírito é eterno, é uma energia de poder ilimitado, pois dentro de você está um Universo.

Então, se o Todo está em ti, você ora tem pensamentos positivos, ora negativos; e a diferença entre eles é justamente a frequência, a conexão. Pensamentos positivos vêm da conexão com a sua Centelha Divina, enquanto pensamentos negativos vêm do seu alinhamento com o Ego.

O que transformou a minha vida de verdade foi entender que eu não preciso de um molho com 100 chaves para abrir 100 portas, e sim de uma *chave-mestra* que vai abrir todas essas portas de uma vez.

MAY ANDRADE

Agora, vamos comparar os seus quadrantes com um pomar. Digamos que sua vida seja um grande jardim com algumas árvores frutíferas das quais você deve tomar conta. Cada uma delas produz frutos específicos, como se fossem vitaminas essenciais para que você tenha uma vida saudável. Então, você precisa comer de todos esses frutos. Em seu pomar estão as árvores da prosperidade, do relacionamento amoroso, da saúde e dos relacionamentos familiares e sociais. Mas e se você for até a árvore do dinheiro, por exemplo, e não encontrar frutos nela? Você vai imediatamente pensar em limpar as ervas daninhas que estão impedindo essa árvore de frutificar. Você vai atrás de uma técnica para cuidar dessa árvore, limpando de si todas as suas crenças limitantes... O mesmo pode acontecer nas demais árvores, fazendo com que elas também não deem frutos e te deixem com fome.

Isso ocorre porque, às vezes, seu Ego vira uma tocha e taca fogo em alguma das árvores, e depois tenta apagar esse incêndio com a força dos braços, de uma forma limitada ao plano material. Quanto mais você luta contra esse incêndio, mais se dá conta de que o fogo aumenta ao invés de se extinguir. E quando você já não está mais aguentando essa situação, clama a ajuda de Deus. Eis que a sua Centelha ouve, vai lá e apaga esse fogaréu. Mas nesse processo de se preocupar com a árvore que está queimando, antes mesmo de apagar esse incêndio, o seu Ego já está tacando fogo em outra, e você novamente corre para tentar controlar as chamas com técnica A, B ou C. Antes que você consiga controlar o fogo de primeira, o incêndio já atingiu todas as árvores.

Portanto, o tal trabalho de formiguinha de fazer uma técnica para cada árvore, como se houvesse um adubo específico para cada uma, um remédio específico para cada praga que as atacam, não é o caminho. E mesmo que você diga que só precisa de ajuda para cuidar de uma árvore, a resposta para tudo é a mesma, e é a única: alinhamento com a sua Centelha Divina. Isso traz um campo de força que protege o seu Éden Interior — que nasce quando todas as suas árvores produzem frutos em abundância e você pode se alimentar de todas elas com fartura.

O jardineiro é o seu Eu Superior; e seu Ego, o incendiário que precisa ser controlado por ele. Conectar-se com a sua Centelha te fará transmutar e ver a sua vida toda pela perspectiva dela: com amor incondicional e abundância. É andar e respirar na mesma frequência. É como a própria Bíblia diz: que "não será mais você vivendo, mas Cristo vivendo através de você", por isso ela ensina a "buscar em primeiro lugar o Reino dos céus, e todas as demais coisas vos serão acrescentadas".

Então, definitivamente, ao invés de colocar tanta energia, tanta força em desespero, tentando apagar incêndios, coloque seu foco e determinação na conexão com a sua verdadeira identidade. Sempre se ouvem pessoas falando coisas como "meu sonho é ter minha casa própria", ou "encontrar um grande amor", ou "ganhar na loteria", mas raramente se ouve alguém falar que "meu sonho é me conectar com Deus e ser canal para que Ele viva através de mim".

Quando você se conecta, coisas aparentemente milagrosas começam a acontecer na sua vida. Você será aquela pessoa que os outros dizem que tem sorte, porque entrará no fluxo do Universo, que é o fluxo da abundância, do poder ilimitado. É viver como Cristo ensinou no Sermão do Monte, quando disse: "Olhe os passarinhos! Eles não plantam, não colhem, mas nada lhes falta." Todas as plantas, os animais, a natureza como um todo está sempre alinhada ao Micro-Deus que vive em suas células; o ser humano é a única criatura manifesta pelo Todo a viver em desalinhamento com a sua Centelha, e é só por isso que ele tem todos esses problemas. É fogo para todos os lados, atingindo todas as árvores. É o próprio "inferno na Terra", onde se vive achando que meros paliativos irão resolver. É desesperador viver assim. Você sente fome, clama, recebe a comida, mas não demora muito e já está com fome de novo, e assim o ciclo segue...

Entenda que a sua Centelha já sabe tudo o que você deseja, e que, por ser puro Amor, é o que de fato vai fazer as coisas acontecerem. **Basta confiar, esperar e aceitar receber.** Se você fizer do seu alinhamento uma prioridade, pessoas e oportunidades entrarão na sua vida para te ajudar a trilhar uma jornada de vida plena, na mais perfeita paz e abundância. Você irá olhar para as tribulações sem temê-las, pois saberá que mesmo em situações conturbadas e difíceis mora a solução.

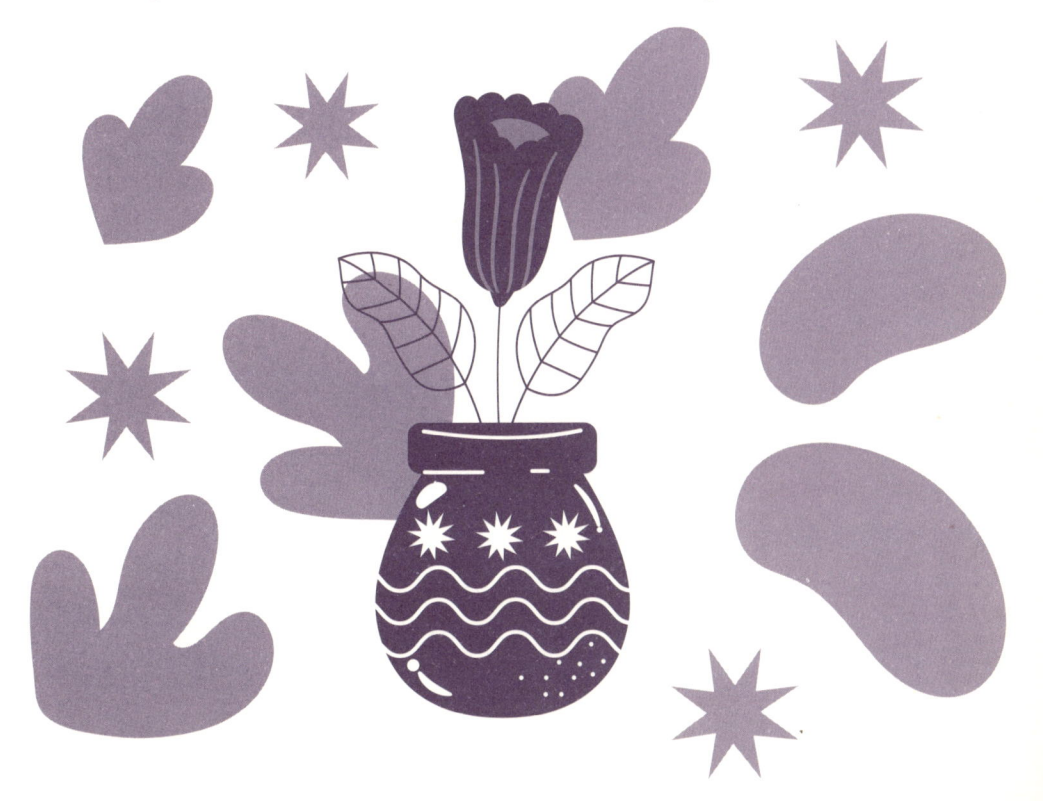

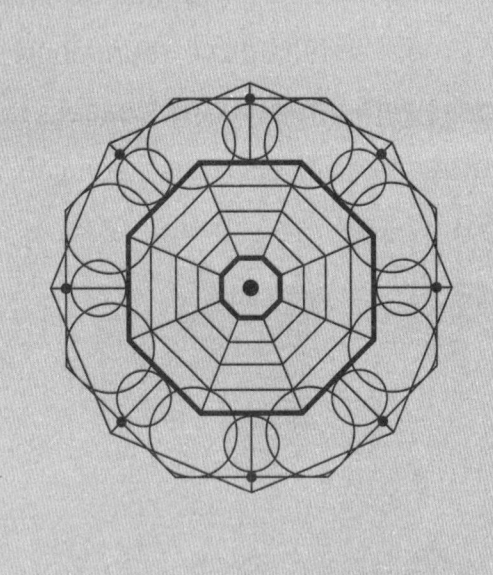

Capítulo 5

Os 3 passos do processo criativo: Pedir, receber e permitir

"Pedi e recebereis!" Simples assim. Mais uma passagem bíblica comprovando a metafísica da grande Sopa Cósmica. Mas veja bem, não faça um pedido qualquer. É preciso que esse pedido parta de uma decisão genuína e envolva emoções no ato de desejar. Na verdade, um desejo já é o resultado de um pedido feito com emoção. Quando tudo se torna um desejo, a Lei da Atração capta o sinal, trazendo à manifestação física esse estado mental consciente.

Sim, tudo é estado de consciência, mas a maioria ignora que é, sim, responsável por tudo o que está atraindo. Muitos afirmam que não escolheram passar pelo que estão passando, mas sinto dizer que escolheram sim, ao aceitarem as orientações vindas de fora por não se lembrarem de suas verdadeiras identidades. No entanto, como qualquer estado, isso pode ser mudado, e você vai mudar a sua história reescrevendo-a completamente, totalmente alinhada à sua Centelha Divina.

Na esfera do PEDIR há 4 passos. Antes de mais nada, você vai experimentar os contrastes e descobrir de quais coisas gosta e de quais não gosta. Essa experiência vai desalinhar você da sua Centelha, causando um grande desconforto pelo fato de você estar momentaneamente desprovido da polaridade positiva. Com isso, você será levado a tomar a decisão de "parar de sofrer", e, então, desejar a reconexão com sua Centelha, para, assim, voltar a fluir na abundância, na positividade. É como um Jogo da Vida, cujas fases dependem umas das outras, mas alguns acabam ficando estagnados nas duas primeiras — contraste e desconexão —, quase "fazendo carreira". Essas pessoas não avançam nesse processo.

Muitos me perguntam por que o Eu Superior iria querer que nos desalinhemos dele, e aí eu devolvo outra pergunta: Alguém que está em uma zona de conforto, onde tudo está tranquilo e seguro, toma alguma decisão? Não, pois quem mexeria em time que está ganhando? Se um peixe estiver confortável mesmo num aquário pequeno, ele só pulará para um maior se a água começar a esquentar até quase ferver. As maiores decisões das nossas vidas, as que nos trouxeram mais e melhores resultados, nasceram de grandes crises de sofrimento e privação pelas quais passamos; crises essas oriundas desse momento de desalinhamento com a nossa Centelha Divina. A desconexão só existe para levar você a níveis melhores e maiores. Então, quando se vir em um sofrimento, **saiba que está no passo 1.** O sofrimento é como uma dor de parto, pois a partir dele nascerá um desejo, que é semente da realidade.

No entanto, ninguém precisa esperar que a dor chegue a uma intensidade profunda, tipo o fundo do poço, para tomar uma decisão. Sempre é possível decidir antes, mas nem sempre é fácil. Às vezes, esse "trabalho de parto" é longo e doloroso demais, e nada da tal decisão nascer. É aí que entra uma grande técnica que a minha própria Centelha fez comigo e que vou ensinar aqui. **É a Técnica do Quebra-Cabeça.** Ela consiste em imaginar cada característica do desejo que se quer manifestar como sendo uma peça de um quebra-cabeça subindo da mente finita (Ego/Eu Inferior) para a mente infinita (Centelha Divina/Eu Superior), como se voasse para o alto rumo ao plano superior.

Imagine que seu desejo é ter um relacionamento amoroso. Então, você irá pensar em cada parte desse relacionamento: a pessoa, a personalidade dela, suas características físicas, o momento que você quer que ela chegue; e cada um desses detalhes será uma peça do quebra-cabeça. O mesmo pode ser feito sempre que você perceber que uma decisão está difícil de ser tomada por você considerar muitos fatores como necessários ou importantes. Você joga todas as peças para o Universo e deixa que ele monte para você o melhor cenário dentre os infinitos possíveis, por exemplo: uma pessoa deseja morar num lugar que tenha várias características aparentemente conflitantes porque gosta de ouvir os passarinhos, mas também gosta de ver gente, movimento; gosta da calmaria, mas também quer estar perto das coisas grandes, como shopping ou praia. Então, cada característica desse desejo se tornará uma peça do quebra-cabeça, e a Centelha Divina mostrará a melhor imagem surgida dessa combinação, se casa ou apartamento; cidade ou campo.

Outra técnica excelente é a da Visão Invertida. Depois que a experienciei com o meu Eu Superior, encontrei esse mesmo exercício mental em dois lugares; um deles foi no livro *A Lei do Uno*[1], e o outro foi no Instagram da Anita Moorjani — coisas que só comprovam que estamos todos conectados, que existe uma única consciência interpretando todas as personagens. Essa técnica é ideal para ser usada no momento em que um grande contraste incomodar você num nível de "telejornal" — sabe quando você assiste aos noticiários, principalmente aqueles policiais, e se sente profundamente indignado com as tragédias e injustiças divulgadas ali? Isso é absolutamente normal, afinal, você é luz, e quando a luz vê a treva se sente mal.

---

[1] *A Lei do Uno* (conhecido também como *O Material de Ra*) é uma série de transcrições de 106 sessões mediúnicas de suposta autoria de uma inteligência coletiva que se desenvolveu há cerca de 2 bilhões de anos no planeta Vênus e se autointitula um complexo de memória social chamado Ra, um grupo de almas individuais, em um grau maior de evolução espiritual, que foram canalizadas em transe profundo por Carla L. Rueckert no início dos anos 1980. A série apresenta as transcrições exatas do diálogo entre Don Elkins e Ra, e foi publicada entre 1982 e 1998 pela Schiffer Books. A editora atribuiu a autoria a Don Elkins, Jim McCarty, e Carla L. Rueckert. Você encontra a referência completa a essa obra no final deste livro, sob o nome *The RA Contact*.

Portanto, você precisa visualizar a polaridade oposta imediatamente, para que o negativo não perpetue em sua tela mental e acabe atraindo isso para si ou para uma pessoa próxima, fluindo no inconsciente coletivo. Viu uma pessoa em situação de rua, praticamente na sarjeta, e isso te doeu? Enxergue-a imediatamente bem de vida, em uma casa confortável, alimentada e feliz. Se for uma criança maltratada, veja-a saudável, envolta em amor, numa família protetora. Saia da visão do Eu Inferior para a visão do Eu Superior. Não veja mais pela esfera do relativo, e sim do absoluto. Fazer isso é parar de alimentar a guerra e, automaticamente, promover a paz.

Veja que o ciclo abre e se fecha de forma perfeita: o contraste te causa a desconexão com a Centelha Divina, o que te traz sofrimento e leva você a tomar a decisão de fazer a técnica da Visão Invertida, a partir da qual nasce o desejo de ver a polaridade oposta àquela. A Centelha capta, materializa no mundo físico e, assim, a sociedade vai mudando!

Feito isso, é a vez do passo 2, o RECEBER. Nesse passo, vou ensinar a você a técnica da Pergunta Poderosa, mas antes é preciso explicar esse receber, para que você não pense que significa pedir um carro ao Universo e ele aparecer na sua frente segundos depois. Não é bem assim. Nesse passo, é a Centelha Divina quem recebe o seu desejo e responde criando imediatamente uma versão energética disso no vórtex, ou vértice — uma espécie de lugar, ou dimensão entre o plano físico e o espiritual, no qual as informações sobre o que você quer manifestar são armazenadas. Platão já falava sobre isso, dando a esse espaço o nome de "campo das ideias".

Você provavelmente já ouviu falar — ou já deve até ter visto — das impressoras 3D que imprimem objetos como garrafas ou bonecos. Para que essas impressoras possam criar materialmente o objeto, é necessário, primeiro, que você tenha no computador a imagem do objeto a ser criado, pois é de lá que essa imagem será enviada, como uma informação, à impressora, que a concretizará no mundo físico. O vórtex é como esse computador: um enorme banco de dados de onde saem as informações a serem manifestadas. Por isso, a resposta é imediata sim, porém, em forma de onda de informação, de energia sutil, que precisa de um tempo para se tornar tangível no plano físico, da mesma forma que a impressora 3D precisa de um tempo para concluir o objeto projetado e os Correios precisam de um tempo para lhe entregar o objeto postado. Mesmo o Sedex, que é o serviço de entrega mais rápido, não significa instantâneo.

Além disso, pode ser que o que você emanou demore um pouco para chegar a você, mas irá chegar, pois a Centelha

Divina não erra nosso endereço nunca. O que você emanou é seu e de mais ninguém. Não existe isso de "era para ser meu, mas a Fulana pegou!", ou "era para ser meu, mas o Fulano passou na frente e me roubou!". Tudo o que se tem foi criado pela própria pessoa dentro do portal dela. Mais uma vez, aqui vale a máxima do "nada está fora, e sim dentro", então, se foi parar na mão do outro é porque sempre foi do outro, e não seu, pois foi ele quem fez os passos.

Neville Goddard sempre diz que se você vir uma pessoa próspera, não deve invejá-la, porque ela criou tudo aquilo com a própria consciência e você pode fazer exatamente o mesmo com a sua. Cada um tem a sua habilidade, então manifeste uma vida próspera para você também!

Esther Hicks é tão sensitiva que algumas vezes vislumbra os vértices das pessoas que chegam até ela para fazer perguntas aos Abraham; e ela diz que muitos ali têm tanto dinheiro em seus campos vibracionais, de tanto vivenciarem o contraste da carência e desejarem mais e mais dinheiro, que aquela quantidade não caberia em banco nenhum se fosse materializada toda de uma vez. É por isso que Bob Proctor[2] diz que nós nascemos ricos.

---

[2] Filósofo canadense, autor de vários livros de autoajuda, como os best-sellers *Você nasceu rico* e *Penso e acontece*.

Agora que você já sabe disso, deve estar se perguntando quanto tempo leva para acontecer ou o que você precisa fazer para acelerar esse processo ao máximo. **Aí vem o passo 3: o PERMITIR.** Esse é o único passo não natural, que depende exclusivamente de você, e o que mais vai te ajudar a executá-lo é justamente a técnica da Pergunta Poderosa.

Ao concluir o passo 2, imediatamente faça a si mesmo a seguinte pergunta: "Como eu me sentiria se meu maior desejo se realizasse hoje?". Com isso, você acessa o portal da sua consciência, atravessa o seu vórtex, e vê nele a materialização energética do seu desejo realizado. É chegada a hora de experimentar a sensação do desejo já concretizado! Sinta fortemente essa emoção, que, aliás, você só é capaz de sentir porque já é real. Isso que você pensou e desejou já está lá, e quando você imagina, acessa diretamente a sua Centelha Divina, onde já está a energia disso tudo realizado; energia essa, aliás, que os Abraham dizem ser de tão alta frequência que nenhum aparelho existente hoje é minimamente capaz de medir a intensidade. Em padrões terrenos, não se pode medi-la, somente senti-la, e é ao sentir isso que ocorre a reconexão, que te faz permitir receber a materialização.

Se eu desejei e criei no vórtex, é claro que eu permito receber, afinal, é o que eu mais quero. Mas, então, por que algumas coisas não chegam? O resumo desse passo diz para se reconectar e soltar, eliminando as resistências. O Universo nunca erra o endereço da entrega, mas às vezes o carteiro bate tanto em sua porta e você ou não está, ou não ouve a campainha. Então, ele volta de novo, e tenta mais uma vez, e mais outra, mas nunca é recebido por você para efetuar a entrega. De repente, você se vê reclamando com o site da compra, e até com os próprios Correios, sendo que a parte de ambos foi feita. Você é quem não está permitindo essa entrega, pois em vez de soltar a resistência, está bloqueando a porta para receber o que lhe é de direito.

Todo o processo de criação é tão simples que chega a ser inacreditável, afinal, costumamos pensar que a mente quer (ou precisa) de processos difíceis, quando na verdade, não. Porém, embora seja simples, o processo inteiro pode travar caso o passo 3, que depende exclusivamente de você, não seja feito. O passo 1 depende de você, mas é algo natural, que é desejar. O passo 2 é a parte da Centelha Divina, e o 3 é seu, mas esse não é um passo natural como o desejar; é um passo que demanda a ação consciente de soltar.

Não é você quem sabe como a Centelha Divina manifestará o seu desejo, isso é com ela. No entanto, às vezes você resolve deduzir, e acha que ela só vai lhe entregar, por exemplo, por e-mail, quando, na verdade, o carteiro está na sua porta, batendo várias vezes. Outra forma de bloqueio é a sensação ruim. Se você sentir raiva do seu desejo por acreditar que não deveria desejá-lo, uma vez que acha que não vai conseguir realizá-lo, você está criando uma resistência ao recebimento; afinal, se crê que não chegará até você, é isso que, ao final, você está cocriando: a não realização, a polaridade oposta àquilo que desejou. Portanto, para mudar essa sensação que bloqueia o processo, pense em como você se sentirá quando seu desejo estiver realizado. Se é a casa dos seus sonhos, visite-a em seu vórtex, entre nela gritando, pulando, feliz da vida, e solte isso. Neville Goddard recomenda fazer essa visualização do seu desejo realizado por pelo menos três dias seguidos, de preferência antes de dormir, pois esse é um momento em que sua mente consciente — que é a racional, a que duvida — estará com a guarda baixa, e sua visualização será melhor. Faça isso e, então, solte. Recomendo uma caixinha dos desejos, onde, após a fase de visualização, você guarda imagens que representam o seu desejo realizado e simplesmente "esquece", deixando o processo se concluir naturalmente, da forma e no tempo que a sua Centelha Divina precisar para materializar. Soltar é isso: confiar no processo como um todo.

Para mim, o entendimento de cada passo ajuda muito, pois aumenta a minha confiança de que tudo está no tempo e no modo certo. Já ouviu aquela canção de igreja que diz "Segura na mão de Deus, e vai"? Então, nada mais é que isso: entregue o seu livre-arbítrio à sua Centelha, como quem dá a ela ingredientes para um bolo, e deixe que ela prepare e lhe entregue o melhor de todos.

Quando um desejo ardente pulsar em seu coração, faça uma oração simples, que diz assim: **"Centelha Divina, eu quero isso, ou algo melhor. Traga para mim por um caminho de menor resistência."**

O caminho mais fácil para essa reconexão e entrega é por meio de exercícios e técnicas, como a meditação, por exemplo. Essa ferramenta ajuda muito porque a mente — que é diferente de consciência — só existe no plano físico, no Eu Personagem. Então, no nível material, você opera no nível da mente, e a mente é limitada. Já no nível imaterial, você opera justamente no nível da consciência, que é ilimitada, conhecedora de tudo que há para se saber. No nível da mente, você se limita; no nível da consciência, você se expande. Assim, vibrar no nível da mente é vibrar numa frequência baixa que não é a mesma do seu desejo. Por isso, meditar — que vem do latim *meditare*, que significa "ir ao centro" — é elevar-se do nível mental para o nível da consciência, da ciência do todo, e conectar-se com o seu vórtex e tudo o que já existe nele; assim, essa vibração passa a ser a vibração dominante em seu centro energético. É nessa hora que aquela ligação que você tanto espera pode acontecer, que aquele processo travado na justiça pode destravar, que aquele namorado tão desejado pode chegar; e isso porque a frequência do Eu Inferior se tornou uma com a frequência da Centelha Divina, que manifesta tudo o que já está criado em seu vórtex.

A meditação se faz através da concentração, ou seja, focando a atenção em algo como a sua respiração ou uma música, por exemplo, para que a mente cale e o resto flua sem barreiras, pois quando a mente cala, a Centelha fala! Por isso, quanto menos refém de sua mente você for, mais no nível da consciência você estará, e a meditação te conduz nesse caminho. Meditar não é "coisa de monge", ao contrário do que muitos pensam. Isso é uma crença criada pela mente como forma de resistência a essa conexão, uma vez que ela teme desaparecer caso a conexão com a sua Centelha se estabeleça, e não é isso que ela quer.

Massagem também é outra forma de se conectar com a Centelha Divina porque faz soltar as resistências. Ser massageado traz um relaxamento que abaixa as guardas erguidas pelas preocupações diárias, como contas para pagar, compromissos etc., e aí as ideias começam a surgir. Um verdadeiro *download* de informações acontece porque, ao isolar a identificação primária que a mente tem com o personagem físico, você se alinha à frequência da sua consciência e ouve apenas o que ela tem a dizer.

A contemplação — ou atenção plena no momento presente — também é outro ótimo exercício de conexão. Contemplar faz com que sua mente se cale por não saber lidar com o presente. Ela precisa, primeiro, absorver aquele novo para só então começar a tagarelar a respeito daquilo. Quando você contempla uma árvore, tocando suas folhas, galhos, tronco, sentindo as texturas e os cheiros das plantas, sua mente fica sem reação naquele momento, pois está em modo de observação e absorção daquilo tudo, daquele misto de sensações ligadas aos cinco sentidos. Eis aí uma grande oportunidade de ativar o sexto sentido que, geralmente, a mente tenta camuflar. Praticar a contemplação, ou atenção plena, é sair do piloto automático, do ritmo hipnótico do personagem, e permitir que a sua Centelha vibre.

Eu tenho muito vívida na memória uma lembrança de, quando criança, ver da janela do meu quarto um fio de energia solto, que ficava pendurado. Eu falava com esse fio como se ele fosse Deus, e dizia assim para ele: "Deus, fala comigo! Uma balançada é *não*, e duas balançadas é *sim*!", e o fio balançava. Hoje, não preciso mais desses recursos, pois basta eu calar a personagem e me abrir para ouvir. E quanto mais baixas forem as barreiras da mente, mais essa conexão acontece, então, é comum a minha Centelha Divina me acordar no meio da noite para falar comigo. Tão comum que eu já me habituei a dormir com papel e caneta na cabeceira da cama. Uma vez, recebi instruções tão claras a respeito de algo que, quando mostrei ao meu marido, ele disse que estava pensando naquilo também!

E por falar em marido, muitas pessoas me perguntam coisas como: "May, como eu faço se toda vez que estou me conectando com a minha Centelha Divina, alguém da minha casa vêm, me puxa da tomada e interrompe o processo?". Eu sei que a maioria das pessoas não mora só, então, vou começar dizendo por que as coisas acabam acontecendo dessa maneira e como você pode ajudar outra pessoa sem perder essa conexão, propriamente falando.

Todos nós, incluindo os animais, temos a nossa própria fonte pessoal de energia, que é como se fosse o seu sol particular, a sua casa de máquinas, aquele motor gerador que faz a personagem viver, respirar e se mover. Então, o termo mais adequado aqui é "desalinhado", pois ninguém fica 100% desconectado. O que acontece é que às vezes o cano entope, e a energia que passa por ele é a mínima possível para sobreviver. Porém, quando estamos em alinhamento com a Centelha Divina, esse canal de comunicação se abre e mais energia passa por ele, recarregando nossas baterias. Digamos que você está lá, em forte conexão com a sua Centelha Divina, atraindo até borboletas quando, de repente, alguém aparece e briga com você, ou faz algo que abala a sua vibração, e você não entende por que isso sempre acontece... A resposta é que essas pessoas, por estarem com o encanamento energético entupido, funcionando na carga mínima, se sentem famintas, desesperadas, e buscam no ambiente uma forma de suprir essa carência. Assim, o chamado "vampirismo energético" se instala sobre aquele que tem maior carga.

Essas pessoas são muitas vezes chamadas de tóxicas, o que não significa que elas necessariamente sejam más. De maneira geral, elas apenas estão tão desalinhadas que não conseguem, naquele momento, ver, sentir ou ouvir sua própria Centelha Divina. A única coisa que veem é você, aquele ser esbanjando energia bem ali ao lado delas. A energia da inveja, por exemplo, está, muito provavelmente, relacionada a alguém que tem uma energia muito baixa vibrando naquela área específica da qual a pessoa se ressente em relação ao outro. Em um relacionamento amoroso desequilibrado, os parceiros sugam a energia do outro sem que nenhum deles se conecte e se alinhe com a própria fonte, porque acham que, por amarem um ao outro, esse outro é que é a fonte de energia dele. Sócios de uma empresa podem passar anos lutando contra a falência porque um está tentando jogar a culpa no outro, cobrando desse uma solução para os problemas.

Em seu livro *O poder do agora*, Eckhart Tolle faz uma analogia bem parecida. Nessa obra, ele chama a Centelha Divina de "O Ser", e conta que há anos um homem estava sentado em cima de um velho caixote, com seu velho chapéu, implorando às pessoas que passavam que lhe dessem moedas. Eis que um dia uma pessoa passa por ele e lhe pergunta se ele sabe o que tem dentro daquele caixote. O homem disse não ter ideia, e a pessoa o incentivou a abrir. Quando levantou a tampa, descobriu um imenso e valioso tesouro. Ele passou a vida pedindo migalhas quanto tinha disponível uma fonte abundante que sequer teve a curiosidade de buscar. Essa máxima descreve quem nós somos quando estamos desalinhados da nossa Centelha Divina: estamos sentados em cima da mina de ouro, da fonte das infinitas possibilidades, enquanto mendigamos míseras gotas que sejam da energia dos outros.

Um exemplo bem prático disso é na área financeira. A pessoa vê alguém prosperando, e faz o quê? Se aproxima para pedir, ou mesmo para roubar, mas porque é má? Não necessariamente! Certo é que ela está desesperada, com dívidas para pagar, e não sabe como acessar o seu próprio baú do tesouro. Por outro lado, a pessoa próspera financeiramente é assim porque limpou seu cano, antes entupido de crenças limitantes, e assim o dinheiro fluiu para ela. No entanto, pode ser que essa mesma pessoa, apesar de próspera, esteja com o encanamento do quadrante do amor entupido com crenças do tipo "Nenhum homem/mulher presta", ou "Vou morrer solteiro/a, porque ninguém me ama", o que a faz ter dinheiro, mas não ter um relacionamento amoroso, e ficar com raiva daqueles que têm um relacionamento feliz e saudável. Cito esse exemplo porque o cano entupido pode não estar completamente entupido. Algum quadrante da vida da pessoa pode estar fluindo bem, mas os demais, não, embora sejam bem mais comuns os casos em que toda a vida da pessoa está travada, desalinhada, em carência máxima de energia.

Algumas pessoas alegam que se tiverem dinheiro, este trará todo o resto, mas já se sabe que não é bem assim. Há coisas que o dinheiro não compra, e, acredite: tudo o que ele é capaz de comprar é barato. Por isso, reforço que não se deve simplesmente fazer uma técnica para destravar a vida financeira e seguir com a vida amorosa desastrosa, a saúde precária e sérios desentendimentos no trabalho ou com a família. **Vá direto à Fonte Criadora de Tudo Que Há, que todos os canos são limpos de uma só vez!**

Quando um desejo ardente pulsar em seu coração, faça uma oração simples, que diz assim:

"Centelha Divina, eu quero isso, ou algo melhor. Traga para mim por um caminho de menor resistência."

MAY ANDRADE

Assim, a melhor forma de ajudar as pessoas a se alinharem às suas Centelhas é você se alinhando cada vez mais à sua, deixando sempre a sua energia em carga máxima. Assim, primeiramente, o vampirismo alheio não vai conseguir reduzir sua carga o bastante para te desalinhar fortemente. Além disso, ao manter-se nos 100% de energia, você ainda será capaz de se comunicar com a Centelha do outro usando sua ferramenta mental da imaginação para pedir que ela própria desbloqueie os canos que a impedem de reconhecer sua fonte pessoal de energia. É a velha e sábia máxima que diz que ninguém ajuda o outro antes de se ajudar. Reconhecer a Centelha de alguém e se comunicar com ela é a melhor forma de ajuda, pois você reapresenta a pessoa à sua própria Fonte, e ela, enfim, entende que essa fonte não é e nunca foi você.

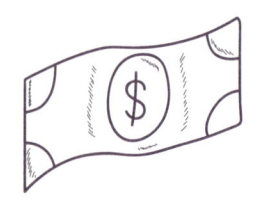

Priorizar seu relacionamento com o Eu Superior é uma forma de parar de vampirizar e de deixar de ser vampirizado. Do contrário, os vampiros só vão seguir a te sugar, e ainda vão falar mal. Sabe quando você sempre empresta dinheiro a alguém, mas no dia que não empresta, a pessoa toma ódio de você? Então. Não importa quantas vezes você já ajudou, basta não ajudar uma vez e você "morreu" para ela. Nunca assuma o lugar de Centelha Divina do outro, porque essa pessoa passará a ver você como a salvação dela para tudo, sendo que a salvação dela é a Centelha dela.

Joel Goldsmith é autor de três livros que falam sobre isso: *O caminho infinito*; *Praticando a presença: um guia para despertar a consciência do poder de Deus na vida diária*; e *A cura pelo Espírito*. Quando ele realmente se iluminou, chegou ao ponto de estar vivendo constantemente como a sua Centelha. Não existia mais a personagem. Isso desenvolveu nele o dom de cura: ele acessava a Centelha das pessoas e enviava a cura para seus avatares, desentupindo os canos de cima para baixo. A cada pessoa que ele curava, a notícia ia se espalhando, o telefone não parava de tocar com gente pedindo ajuda, e ele nem precisava ir até elas ou elas irem até ele. Ele acessava sua própria Centelha, pensava na Centelha da pessoa doente, e dizia "está feito". Apenas isso, e onde quer que a pessoa estivesse no mundo, ela era curada. Isso, porém, começou a desgastá-lo, afinal, as pessoas, ao invés de elas mesmas se conectarem com as suas Centelhas Divinas, pediam a ele que fizesse essa ponte. Não foram poucas as vezes que ele recebeu a mesma pessoa que já tinha sido curada de algo em um outro momento, agora com um novo problema em outra área da vida. Mesmo conectado, Joel era apenas um e não ia salvar o mundo. Foi então que ele passou a ensinar as pessoas a se conectarem com seus Eu Superiores, pois o padrão que mais observava quando fazia as curas é que elas recebiam a nova frequência, mas não mudavam de vida e, portanto, acabavam por arranjar novos problemas e, assim, criar um círculo vicioso. Por isso, Joel decidiu começar a palestrar falando sobre o que havia acontecido com ele, para que mais pessoas pudessem chegar onde ele chegou e fazer por si mesmas o que, até então, ele fazia por elas.

Agora pense no seguinte: se nem Joel Goldsmith, que vivia em plano físico a imagem direta de seu Eu Superior, suportou por muito tempo servir de Centelha dos outros, você acha que você aguenta? Nem mesmo no dia do seu despertar máximo, onde todo desejo cessa, você será capaz de ser a Centelha Divina do outro. Jamais.

É importante lembrar que mesmo não sendo um completo alinhado, que vive o Eu Superior na própria matéria, a simples busca diária pela conexão com exercícios simples já traz benefícios incontáveis, pois é algo que quando você começa, não consegue mais parar. É, como Joel bem definiu, o "Caminho Infinito", e na maestria dessa conexão, você cria quase que instantaneamente. **O tempo de espera se altera consideravelmente, porque a "demora" é diretamente proporcional às nossas dúvidas e resistências, à interferência da nossa mente no processo criativo. Apenas isso.**

Capítulo 6

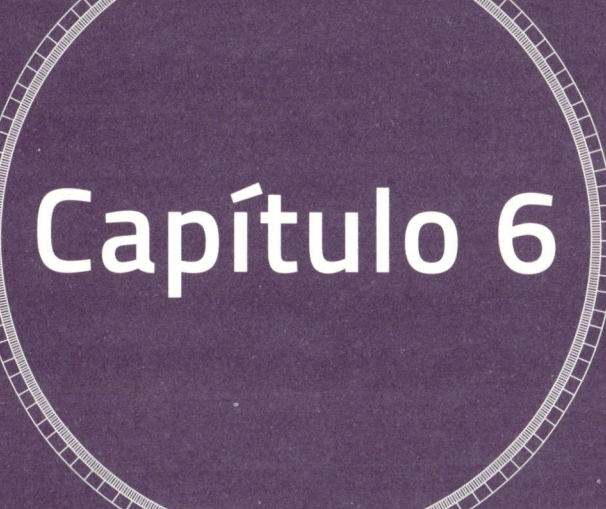

As 4 formas de se conectar com sua Centelha Divina

Há 4 formas de se conectar com a sua Fonte de Energia Abundante e Infinita, e se você as aplicar diariamente em sua vida, só isso já será suficiente para uma grande transformação.

A primeira de todas, e primordial, é a MEDITAÇÃO. É a maneira mais rápida e eficiente de soltar a resistência — a lucidez do Ego — que obstrui o canal de ligação com a Centelha Divina. Trata-se de um método poderoso para desligar os pensamentos, uma vez que é mais fácil esvaziar a mente do que manter pensamentos puramente positivos o tempo inteiro. Quando a gente "pisa na bola" e se pega falando mal de alguém, brigando ou se estressando, a meditação nos liberta de tudo isso, limpando todas essas sujeiras que colocamos em nossa mente durante esses desalinhamentos.

Muitos me dizem que não sabem meditar, e que se dependerem disso para se conectarem, acham que nunca conseguirão. Antes de mais nada, nunca diga "nunca". Em segundo lugar, lamento que você pense assim. Vamos supor que alguém te dissesse que você iria participar de um *reality show* no estilo do *Big Brother Brasil*, e que todos os dias os participantes teriam que meditar por 20 minutos ao acordar, pois quem falhasse um dia sequer não iria ganhar o prêmio de 1,5 milhão de reais. Imagine só quantas pessoas não estariam interessadas e fariam de tudo para aprender a meditar! Afinal, perante o incentivo de um prêmio milionário desses, quem não faria? Muitas pessoas, mas sabe de uma coisa? O que você tem a ganhar com a meditação é muito mais valioso do que isso, acredite em mim. E o que você ganhará será para sempre. Quantas pessoas já não chegaram a ganhar 1,5 milhão de reais (ou até mais!), mas perderam cada centavo? Quando se entende isso, sua maior prioridade se torna começar o dia já meditando. Mas você não precisa ficar restrito a esse horário, se não quiser. Medite sempre que for possível ao longo do dia (aliás, ao longo da vida!), pois a cada meditação que fizermos, o canal é desobstruído e a conexão se torna cada vez mais plena. Não teve um dia bom? Decepcionou-se consigo mesmo? Então, medite, e tudo isso se apagará. Quando terminar, você verá que o dia terá, sim, valido a pena. A meditação é uma excelente forma de consertar tudo aquilo que não saiu de acordo com a vibração da sua Centelha Divina.

Não sabe por quanto tempo praticar no começo? Minha sugestão é que você comece com 5 minutos e, então, vá aumentando gradativamente para 8, 10, 15, 30 minutos. A falta de prática leva muita gente a pensar que meditar é algo difícil, pois no começo levamos muito tempo para aquietar a mente, já que ela não quer parar de tagarelar. O tempo todo, a mente quer estar no passado, lembrando-nos de algo; ou no futuro, preocupando--nos com alguma coisa. Ela nunca está no momento presente.

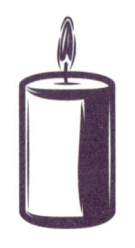

A dica que dou para os iniciantes é não tentar domar os pensamentos, mas observá-los como se eles estivessem fora da sua mente, para entender, de uma vez por todas, que você não é a sua mente e que os seus pensamentos não te definem.

Comece se concentrando em um som, seja ele uma música ou, até mesmo, o barulho do ar-condicionado ou ventilador. Se preferir, use um aplicativo de meditação; há vários disponíveis. Fazer um curso da técnica também vale muito a pena.

A segunda forma de conexão é a APRECIAÇÃO. Apreciar é meditar de olhos abertos, estando num estado de atenção plena. É ficar em ponto zero. O livro já indicado aqui, *O poder do agora*, de Eckhart Tolle, fala exatamente sobre a prática de viver constantemente em apreciação, em estado de presença. Nessa obra, o autor afirma que esse estado nos conecta ao nosso Ser (como ele designa a nossa verdadeira identidade) e permite a ele se expressar. O livro *Limite zero*, de Joe Vitale, que ensina sobre o Ho'oponopono[1], mostra o que é e como seria viver no ponto zero, onde não existe a mente, e, consequentemente,

---

[1] Ho'oponopono é uma expressão havaiana — *Ho'o* quer dizer "causa", e *ponopono*, "perfeição" — que pode ser traduzida "como corrigir um erro" ou "tornar certo". Por meio dessa prática, que não requer aulas nem ensinamentos, é possível limpar a própria mente, deixando-a livre de memórias que nos prendem ao passado, impedindo-nos de viver uma vida mais leve.

não existe julgamento, polaridade ou dualidade. Assim, estar em estado de presença é tão somente contemplar, observar.

Eu particularmente, faço muito esse exercício. Gosto demais de ficar sentada à janela, vendo os pássaros voando, as árvores balançando, as pessoas andando na rua... Sinto-me muito leve depois, porque é muito relaxante. Só que a chave aqui é observar tudo isso de forma livre de julgamentos e pensamentos. É um puro entretenimento. Contente-se tão somente em ver os detalhes da paisagem. Ao lavar a louça, dirigir até o trabalho ou esperar numa fila de banco, aproveite para fazer esse exercício. Em momentos assim, é a Centelha Divina quem observa tudo através dos seus olhos, e não mais você.

A terceira forma de conexão é o BEM-ESTAR. É tratar-se da mesma forma que a sua Centelha Divina te trataria. Quando você fala bem de si mesmo, é a sua Centelha falando de você. Quando você faz algo que é para o seu benefício e que o deixa feliz, é a sua Centelha te agraciando. Por isso que o bem-estar é uma conexão com a sua verdadeira identidade, afinal, você nasceu para ser feliz.

Foi numa conversa franca e linda com a minha Centelha que ela me disse que, como eu passei muitos anos crendo num Deus que se agradava do meu sofrimento, e que, então, querer sentir-se bem era egoísmo, eu não me permitia o bem-estar, pois, na minha cabeça, isso era errado. Nenhum Pai e nenhuma Mãe quer isso para o filho. Ao contrário. Pais que amam se preocupam com o bem-estar dos filhos; então, Deus, o Eu Sou, nos quer felizes. Tratar-se bem é um presente da sua Centelha para você, e tratar-se mal é bloquear o seu canal com ela.

Ao olhar-se no espelho, como você se trata? Com elogios ou críticas? Pense melhor da próxima vez, pois a prática do bem-estar vem de coisas simples assim: amar-se, elogiar-se, fazer um exercício que te traga a sensação física de energia em alta ou de relaxamento. É ouvir uma música que faça teu coração vibrar; estar num lugar lindo; cuidar de plantas e conversar com elas; cozinhar; fazer artesanato; estar em um *day spa*; ir ao salão de beleza; rir com a companhia positiva dos amigos que te elevam... Enfim, é tudo o que lhe traga prazer e sensação de leveza. Afastar-se de pessoas e ambientes nos quais a negatividade reina é fundamental para essa prática do bem-estar, afinal, ninguém se sente bem ao lado de pessoas vitimistas e pessimistas, nem em lugares onde coisas ruins acontecem.

A maioria das pessoas ainda pensa que as experiências vividas quando em conexão com sua Centelha são transcendentais, do tipo "quase mágica", mas não. Na expressa maioria das vezes, são coisas muito simples e cotidianas, como essas que citei.. Se você achar que só estará em conexão real caso visualize uma águia de fogo cercada de unicórnios, você simplesmente ainda não entendeu o que é estar conectado ao Eu Superior. É na distração que a gente acha a solução. Ter uma grande ideia, ou descobrir a saída para um dilema, enquanto faz um risoto para o almoço de domingo ao som de uma música boa é muito mais comum do que se imagina. É assim que as coisas que você tanto quer que cheguem até você encontram o caminho de menor resistência e simplesmente chegam. Então, quanto mais vezes você praticar o bem-estar, mais oportunidades terá de se conectar com a sua Centelha Divina. Perceba em quais momentos do seu dia você se sentiu bem, pois foram justamente eles que te permitiram estabelecer uma boa conexão. Agora, basta praticar cada vez mais disso e você estará cada vez mais alinhado.

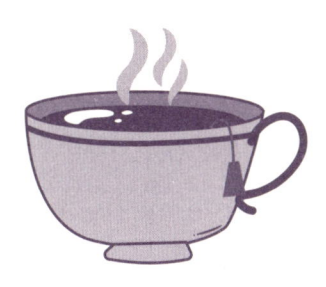

A quarta forma de conexão é a INTENÇÃO. Esse é, na verdade, um ingrediente necessário em todas as práticas de conexão. Quanto maior e mais clara for, mais eficaz será o exercício. A intenção define tudo! Você precisa ser sincero quanto à sua no processo, porque com a Centelha Divina não existem segundas intenções, já que ela sabe de tudo. Com ela não há segredos. Algumas pessoas, quando se sentam para meditar, não necessariamente estão fazendo isso para se conectarem.

Alguns meditam com a intenção de reduzir a ansiedade, por exemplo, porque a ciência diz que essa prática é uma terapia eficaz para tal. Também há aqueles que pretendem simplesmente melhorar o foco e a concentração, ou seja, não é nada específico para a conexão com o Eu Superior, apenas uma ferramenta para trazer benefícios ao corpo.

Muitos dos que meditam há muito tempo não necessariamente estão angariando benefícios espirituais de uma conexão com a verdadeira identidade, mas apenas se tornando pessoas "adestradas" no controle da ansiedade, do ritmo físico e afins. Por isso, a intenção é determinante, e é preciso estar ciente disso ao praticar qualquer um dos exercícios propostos aqui. Ela, isoladamente, não é uma prática em si, mas um fator preponderante para o sucesso de qualquer exercício de conexão.

Além dessas práticas, DORMIR também é uma forma de se conectar com sua Centelha, pois, como já amplamente explicitado, a mente desaparece ali, e, portanto, a conexão acontece. Então, quando for dormir, seja o longo sono da madrugada ou um cochilo simples no meio da tarde, intencione claramente esse momento, dizendo mais ou menos assim: **"Centelha Divina em mim, agora eu vou dormir e sei que nesses momentos nós nos conectamos, então, que este sono seja revigorante, revitalizante e de paz."**

Geralmente, fazemos as coisas do nosso dia a dia com a intenção errada, e é por isso que não temos os resultados desejados. Na Bíblia há uma passagem sobre isso, no livro de Tiago, que diz: "pedis e não recebeis, porque pedis mal". Sabe o que seria isso? Não ter a intenção correta! E qual seria, então, a intenção correta? Adivinha: sim, conectar-se com a sua Centelha Divina! É ela quem deve vir na comissão de frente, abrindo os trabalhos. **Ter a intenção correta é estar ciente da sua verdadeira identidade o dia todo, colocando a presença dela em tudo o que fizer: nos seus negócios, nos relacionamentos, nas amizades, nas viagens, nos pensamentos, enfim**; em tudo intencione que haja ali a conexão com a Centelha. Faça disso a prioridade da sua vida e, assim, na matemática da vida, serão mais numerosos os momentos em quem você passará alinhado do que aqueles em que passará desalinhado.

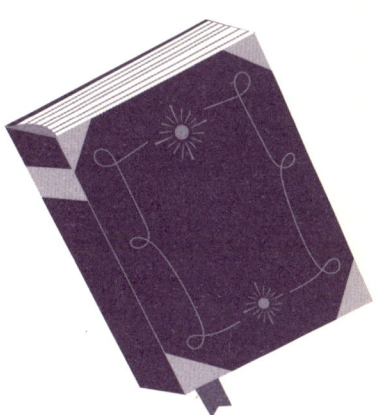

Isso, no entanto, requer prática e tempo até se tornar um estilo de vida, mas, uma vez que se torna, é um caminho praticamente sem volta. Não porque você nunca mais se desconectará da sua Centelha, mas porque você jamais vai desejar estar desconectado dela novamente. **Vibrar em definitivo na frequência da Centelha é transformar-se num ímã de coisas**

boas; é ter sorte — apesar de sabermos que não existe sorte ou azar, posto que tudo tem uma causa —; é vibrar na frequência da abundância ilimitada e infinita.

Tudo é energia e toda energia vibra, ou seja, emite sinais, ou ondas eletromagnéticas, que atrairão outros de igual frequência. As energias são ondas sutis quando estão no plano espiritual, são partículas densas quando estão no plano material e são sentimentos, pensamentos e emoções quando estão no plano mental. Portanto, seus pensamentos, sentimentos e emoções são os sinais eletromagnéticos que você emana para o Universo, e receberá dele a materialização de energias de mesma frequência vibratória.

Por isso, não existe vida positiva para quem tem a mente predominantemente negativa. Não há como os pessimistas de plantão terem sorte na vida. É por essa razão que você se sente muito bem perto de algumas pessoas e nada bem perto de outras, que parecem trazer uma nuvem pesada para o ambiente. No entanto, é justamente aí que se precisa sentir/emanar muito amor, afinal, quando alguém chega a esse ponto, é porque passou por tantas casualidades densas que acabou se tornando uma pessoa predominantemente negativa, e talvez ela não saiba que para mudar isso precisa mudar seus padrões de pensamento.

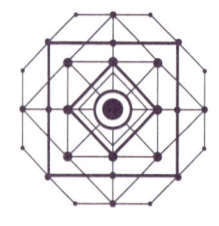

Outra situação muito comum vem daqueles que estão presos no plano material, não acreditando em energia, vibração, e muito menos em planos superiores; focando, assim, apenas nas ações que podem executar. São os que funcionam no 1% de energia.

Tudo isso explica, mais uma vez, a importância de estarmos sempre vibrando na frequência do Eu Superior, pois é a frequência dos 99%, da ausência total da polaridade negativa. Vibrando lá, só o melhor você atrairá. Vibrando na polaridade negativa, do Eu Inferior, torna-se impossível manifestar qualquer coisa que pertença à polaridade positiva do Universo.

ENTÃO, COMO VIBRAR NA SUA CENTELHA DIVINA?

Como dito anteriormente: **meditando**! Comece esvaziando a mente, focando em algo que a distraia, e a conexão com os 100% se estabelece de imediato. Quanto mais se adquire prática, mais constante a conexão se faz e as transformações vão acontecendo em intensidade e velocidade impressionantes. Medite com apreciação — ou atenção plena — e evite que a mente governe você no Tempo/Espaço para que, assim, a conexão com o Eu Superior vá se tornando uma prática cada vez mais constante.

As técnicas, porém, são meros canais de ligação. Não são elas que transformam sua vida, pois só vibra mesmo na frequência superior, da polaridade positiva, quem tem pensamentos predominantemente positivos. Portanto, não basta meditar e ter atenção plena no presente se suas emoções e seus pensamentos não estiverem focados majoritariamente no lado positivo da vida. Emoções negativas são um forte indício de que você está de um lado, e a sua Centelha Divina, de outro. Desalinhamento total. **Então, vigie o que você pensa e sente, e saberá exatamente o que vai manifestar. Pensamentos de escassez, de indignação e afins não têm qualquer concordância com o seu Eu Superior.**

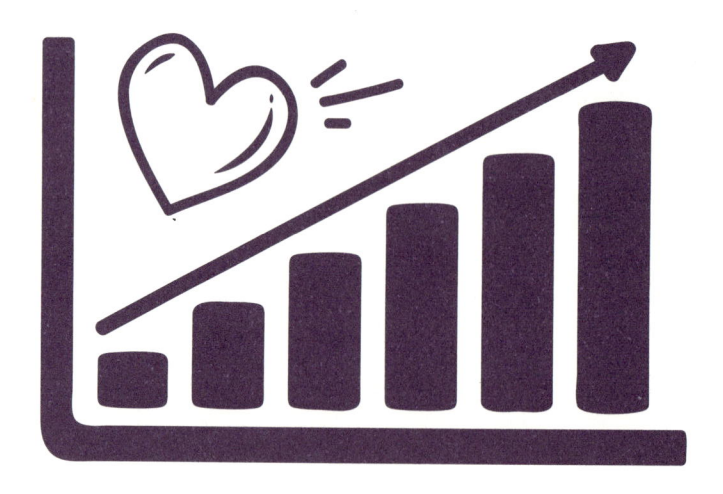

Capítulo 7

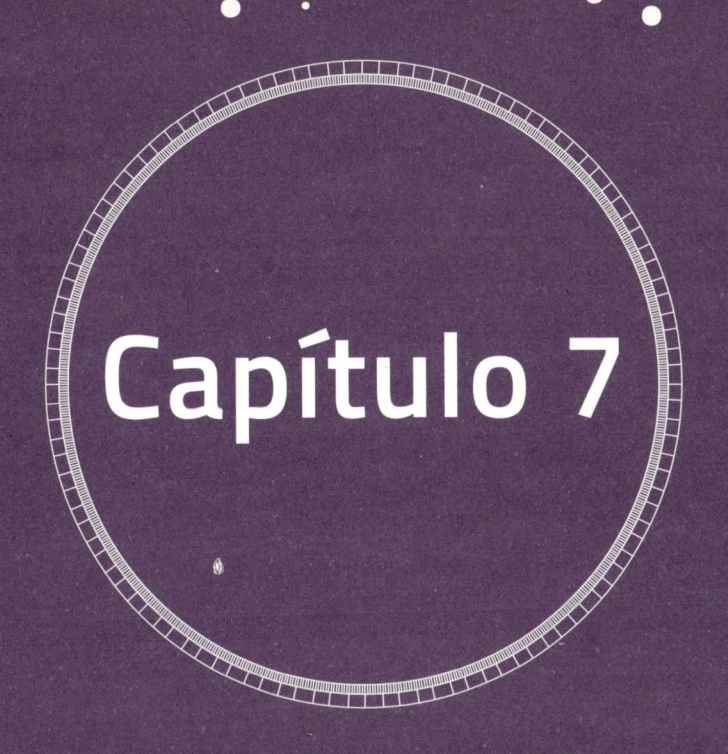

Jornada de 21 dias de conexão com a Centelha Divina

Ver é diferente de olhar. Nem sempre quando você está olhando algo, está vendo esse algo. Eu diria, ainda, que, na maior parte das vezes em que você está de olhos abertos, você não está vendo, apenas olhando, porque você tem, de fato, duas perspectivas, sabia?

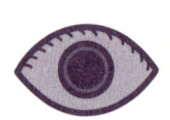

Dois seres observam através dos seus olhos: um é o seu Eu Superior e o outro é o Eu Inferior. Quando seu Eu Inferior está observando algo, ele está apenas olhando, não vendo. O único que consegue realmente ver é o Eu Superior. É aquilo que se chama de olhos da Alma, ou, nas tradições mais antigas, de terceiro olho. Essas são apenas algumas das tantas representações que as diferentes culturas, ao longo dos anos, foram dando para esse despertar, para essa forma de observar a vida pelos olhos do seu Eu Maior.

Ver é quando você entende além daquilo que está sendo observado; é o chamado olhar do Coração. Olhar com esses olhos da Alma é simples e difícil ao mesmo tempo, porque só é possível ver de verdade quando não se está olhando... É isso mesmo! Se você acredita que sua existência se resume a um mero corpo físico, saiba que esse avatar nem existiria se você não o estivesse controlando. E você só controla o seu corpo físico justamente porque você não é só físico, pois, se assim fosse, algo além dele o controlaria. Contudo, é você quem o controla por você ser o foco do Todo, da Consciência Eterna, algo muito além dessa perspectiva material.

O seu Eu Superior projetou uma minúscula porção sua no seu corpo físico, da mesma forma como você projeta a sua atenção em várias coisas ao mesmo tempo quando faz algo andando ou olhando o celular. Você divide ali sua atenção com várias coisas simultaneamente, usando porções da sua consciência em diversas atividades. Seu Eu Superior faz a mesma coisa, porém de forma infinitamente mais eficaz que você. Ele pode projetar porções de si mesmo para criar indivíduos nas mais diversas dimensões, de modo que a sua consciência humana é incapaz de conceber — e isso porque você ainda está apenas olhando, e com os olhos dessa pequeníssima porção de Eu Inferior.

Portanto, é hora de parar de pensar que essa imagem que você vê no espelho é você, assim como você sabe que a roupa que está vestindo neste momento não é você, mas algo que pertence a você, e temporariamente. Da mesma forma que a sua roupa só pode sair por aí andando se você a vestir, seu corpo físico também só pode funcionar se a Consciência Eterna o usar. Do contrário, será como a roupa que você tirou do corpo e jogou sobre a cama: fica ali, parado, sem serventia, sem vida. Nada existe sem a influência de uma consciência sobre ele. Portanto, pare de se identificar somente com essa ferramenta de experimentação de uma realidade física, pois é só o que isso é: um instrumento.

Uma vez que se entende e se reconhece que essas duas consciências usam, ao mesmo tempo, os olhos do avatar, e que cada uma delas tem suas próprias percepções sobre tudo o que observa, você se torna capaz de escolher se vai apenas olhar ou se passará a ver. **A cada nova situação, você poderá decidir quem vai de fato observar através dos olhos do seu corpo físico: se será a sua pequena porção projetada ou a sua verdadeira identidade.**

Quando essa pequena porção projetada em seu avatar, que tanto se identifica com ele, é o observador dominante, você fica sujeito às percepções de uma mente dual e sempre jogará o jogo do contraste, julgando e peneirando tudo. Você passa a funcionar por um mecanismo limitado, que assim o é por ainda estar operando na perspectiva das polaridades. Para evitar isso, comece a perceber que é essa perspectiva dual que causa os seus sofrimentos, pois envolve os julgamentos, frutos de uma mente limitada que desconhece a totalidade, que não entende as causalidades, enxergando apenas os efeitos e resultados das coisas. Assim, se optar por observar as coisas com apenas 1% de consciência sobre elas, não irá vê-las de fato, mas apenas olhá-las.

Agora, quando o Eu Inferior fecha os olhos, ele para de atuar, deixando que o Eu Superior observe em seu lugar e, assim, te permite enxergar a totalidade das causalidades. Isso é ver. Quando se olha intencionalmente para algo sob a perspectiva da sua Centelha Divina, você estará vendo tudo pela mente Una, que não possui dois lados. Ela não leva tudo a sério, mas não por crer que as coisas não são de fato importantes, e sim por saber que tudo é uma ilusão proveniente dos sentidos da consciência limitada que experimenta essa simulação.

Vários nomes foram dados a esse "Sonho na mente do Todo", que é a vida física. E quando se acorda de um sonho, como se sente? Geralmente, as pessoas pensam que foi só um sonho, não foi real, e é assim que a sua mente superior pensa a respeito de tudo o que acontece na sua vida, essa que você julga ser a única coisa que existe e, por isso, leva muito a sério, a ponto de achar que tudo está acabado, o que gera sofrimento. Ao entender quem de fato você é, tudo passa a ser como um ator que entra no palco de um teatro representando um papel, mas sabendo que ele não é aquela personagem, pois assim que o espetáculo terminar, ele voltará a ser quem realmente é.

Você deve viver da mesma forma, apenas encarnando a personagem sem se identificar com ela a ponto de esquecer o ator maior que você é. Você até pode viver a vida alternando entre os dois, pois isso é necessário para esta experiência, só não esqueça que essa parte significa apenas 1% de quem você realmente é.

A decisão consciente de olhar
com 1% de perspectiva ou de ver com 100%
de consciência é somente sua, e vai se
tornando cada vez mais fácil conforme você
se conhece melhor, vai mergulhando em si
e entendendo que está aqui com a roupa da
personagem que o ator que você é interpreta.
Então, divirta-se nessa simulação que existe
para te fazer crescer, aprender e se expandir!
E para te ajudar a realmente ver,
criei a jornada de 21 dias de
conexão com a Centelha Divina
que apresento agora.

Vamos juntos?

DIA 1: Quem é a Centelha Divina e como acessá-la

"Deus está no poço". Essa história foi contada por Neville Goddard em uma de suas palestras, na década de 1970.

Certo dia, um homem estava fazendo a barba na frente do espelho e sua filha de 4 anos perguntou: "Papai, onde Deus mora?"

O pai, sem pensar muito, logo respondeu: "Deus mora no poço, filha". Ao ouvir aquela resposta, a menina ficou assustada e correu para falar com a mãe, que logo foi perguntar ao marido o porquê de ele ter dado aquela resposta à menina. Ele disse que não sabia, que respondeu sem pensar, mas logo depois se lembrou de onde viera aquela resposta.

Quando criança, ele morava num sítio que tinha um poço em frente à casa.

Certo dia, enquanto brincava, avistou uma pequena caravana de andarilhos. A caravana parou na frente de sua casa e pediu ao pai do menino que pudessem beber da água do poço, o que lhes foi permitido.

O menino ficou olhando para um enorme homem de barba longa que tirava água do poço e que, de repente, ficou imóvel, olhando para dentro do poço por um tempo que, para o menino, pareceu muito longo.

Ao perceber que o menino lhe fitava os olhos, o homem falou: "Garoto, venha cá". O menino se aproximou e o homem lhe perguntou: "Você sabe onde Deus mora?". O menino balançou a cabeça em negação.

O homem, então, pegou o menino no colo e disse: "Veja. Deus mora no fundo do poço.". O garoto olhou, mas naquela água calma e cristalina viu apenas o próprio reflexo.

"Senhor, não vejo nada, apenas eu mesmo na água", disse ele, ao que o homem respondeu: "Agora você sabe onde Deus mora".

Ao longo dos séculos, as mais diferentes religiões tiveram muitas divergências, mas em algo, porém, elas concordam: com o conceito de que há uma semente da divindade em todos nós. Essa "semente" já recebeu muitos nomes: Espírito Santo, Espírito de Deus, Eu Superior, Eu Interior, Divindade Interior, Microdeus, intuição, Coração e, até mesmo, Alma.

Aqui, a chamamos de Centelha Divina, porque uma Centelha é uma chama que ilumina, aquece e purifica. Essa divindade interior é a essência da Fonte Criadora que há dentro de cada um de nós. Pense nela como uma chama que ilumina seu caminho e dirige seus passos. Pense nela como a chama que aquece seu coração nos momentos de frieza espiritual e desânimo. Pense nela como uma chama que purifica, assim como o fogo purifica o ouro. Sua Centelha Divina é a sua parte divina, sua verdadeira identidade, quem você realmente é. Você não é seu corpo e nem mesmo sua mente que se identifica com esse corpo e esse personagem físico. Você é energia, é um espírito eterno vivendo esta maravilhosa experiência temporariamente humana. Sua Centelha Divina é sua divindade interior que está com você desde antes de você existir nesse corpo físico. Ela te conhece, te entende, te ama, não te julga nem condena; seu amor por você é verdadeiramente incondicional. Ao longo de sua vida, todas as vezes em que você clamou por ajuda e proteção, foi sua Centelha quem te socorreu. Às vezes você a chamou de anjo da guarda, porque sentiu que havia algo te protegendo.

Talvez você não saiba, mas todas as pessoas têm a Centelha Divina em si, independentemente de quem sejam; a única diferença entre elas é o grau de alinhamento e comunicação com a própria Centelha. Quanto mais desalinhados estamos da nossa Centelha Divina, pior nos sentimos e pior agimos; por outro lado, quanto mais alinhados com ela, melhor nos sentimos e melhor nos tornamos, porque passamos a vibrar na frequência da Centelha, que é puro amor.

Para nos conectarmos, isto é, entrarmos em alinhamento vibracional com a nossa Centelha, é preciso sintonizarmos nossa vibração para vibrar na frequência dela, assim como fazemos para encontrar uma estação de rádio. Mas como vibramos nessa frequência? Para isso, é importante você entender e aceitar que tudo é energia. A neurociência e a física quântica já comprovaram que o ser humano vibra em hertz; cada sentimento representa uma frequência na escala das vibrações emocionais. Sentimentos como medo, apatia, tristeza, raiva, egoísmo e inveja vibram em baixas frequências, enquanto sentimentos como gratidão, alegria, amor e paz vibram em frequências mais altas. Quanto mais alimentamos sentimentos de vibração elevada, mais perto da nossa Centelha nos sentimos, melhor fica nosso humor e tudo começa a fluir melhor em nossa vida. E se fizermos desses sentimentos uma vibração constante em nossa experiência, sem sombra de dúvidas, nossa vida mudará. Quanto mais alto vibrarmos, mais conectados e alinhados estamos com a nossa Centelha. Todo sentimento negativo é evidência de desalinhamento com nossa divindade interior.

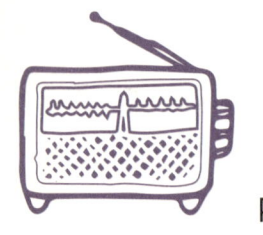

EXERCÍCIO 1: EXERCÍCIO DO ESPELHO

Este exercício tem por objetivo abrir sua perspectiva para olhar a si mesmo com os olhos da Centelha Divina, além de te dar a sensação de estar face a face com ela.

Você deve ficar sozinho — pode ser no banheiro — de frente para o espelho. Fique parado, olhe fixamente para seu reflexo, bem dentro dos seus olhos. Perceba que você não é esse corpo, mas aquilo que observa o corpo no espelho, aquilo que está dentro do corpo. Comece a olhar para o seu reflexo sob a perspectiva de que você não é aquela imagem no espelho. Olhe para aquela imagem como se ela não fosse você, e veja o que sente. Mentalmente, comece a fazer perguntas para a sua Centelha, olhando bem dentro dos olhos do reflexo do seu corpo. Pergunte tudo o que você sempre quis perguntar para Deus. Também peça para a sua Centelha se comunicar com você e te ajudar nessa jornada em busca da conexão com ela. Quando terminar essa experiência, anote no espaço a seguir o que sentiu.

Dia 2: O silêncio

Sua mente é um mar de águas profundas, e nas profundezas abissais desse mar se esconde a Centelha Divina, o Eu Sou, a divindade interior, que é a essência de quem você realmente é. Esse tesouro oculto dentro do ser é a fonte de todas as riquezas, da sabedoria e do entendimento, mas só descobre esse tesouro quem se aventura a mergulhar no silêncio interior, onde o Ser e o não Ser se encontram. Quanto mais fundo se mergulha, menos se ouvem os barulhos externos e mais silenciosa fica a mente, até que não se ouça nada além do silêncio.

O silêncio tem voz e tem muito a dizer. Nesse silêncio das águas profundas do seu ser, toda forma se desfaz. Lá não há seu nome, sua aparência, sua profissão, sua nacionalidade, sua identidade. Esse é o silêncio do Ser que descobre que a forma, na verdade, não é. Nesse silêncio, todos os rótulos e títulos se desfazem. Nada fica, tudo se desfaz, e o que resta é somente o Eu Sou, a consciência de ser. Nesse silêncio "estrondoso" estão todas as respostas; mergulhe fundo nele todos os dias até ir fundo o bastante, de modo que nada mais reste, além da consciência de estar. Aí você encontra o Eu Sou, o Divino, o imutável, o sem-forma que assumiu todas as formas, o Todo.

Deus habita no silêncio. Nossas mentes sempre estão muito ocupadas para ouvir a suave e doce voz da divindade interior. Há muito ruído externo, há o que se diz fora de você e o que sua mente diz o tempo todo. Preste atenção no quão tagarela é a sua mente, que pensa e fala no automático e está sempre reproduzindo imagens e diálogos internos sobre os mais diversos assuntos. Geralmente são preocupações com o futuro, sobre o que fazer se isso ou aquilo acontecer ou como será quando algo ocorrer. Outras vezes, seus diálogos internos são lembranças de um passado distante ou mesmo recente, arrependimentos e especulações sobre como teria sido se isso ou aquilo tivesse acontecido. Faz parte da nossa condição temporariamente humana ter uma mente ativa, principalmente nesses novos tempos em que o advento da tecnologia trouxe a internet e, com ela, um dilúvio de informações. Desde crianças, já estamos viciados em manter a mente ocupada com algo o tempo todo. As pessoas não conseguem mais ficar alguns minutos paradas sem estarem mexendo em seus celulares ou tablets.

Meditar não é algo difícil nem complicado. Você só precisa começar com poucos minutos por dia, de preferência pela manhã, logo cedo, quando a mente está mais calma. Na nossa cultura, fomos muito ensinados a falar com Deus por meio de diversas orações e rezas; por vezes, falamos, falamos, e nos sentimos tão angustiados como quando começamos. A meditação, ao invés disso, nos coloca à disposição para ouvir, apenas ouvir, a voz de Deus. Quando você se sentar para meditar, é muito importante que tenha a intenção genuína de se conectar com a sua Centelha Divina. Solte a expectativa dos acontecimentos posteriores e apenas relaxe, deixando que o silêncio tome conta de você. Ao iniciar a meditação, apenas diga: "Querida Centelha Divina, minha divindade interior, eu sou teu. Eu me entrego a ti, aqui estou. Somos um."

EXERCÍCIO 2: MEDITAÇÃO - O OBSERVADOR CEGO

Este exercício vai ajudar você a se preparar para entrar em meditação mais profunda. Se já estiver familiarizado com a prática da meditação, apenas medite como já faz normalmente, mas, para aqueles que ainda estão se adaptando a essa prática, eu sugiro o exercício do observador cego. O nome dessa prática é esse porque as pessoas sem o sentido da visão percebem o ambiente à sua volta com a audição. Para realizá-la, sente-se confortavelmente em uma cadeira, sofá ou tapete em posição de lótus; o importante é você escolher uma posição em que esteja confortável e na qual poderá permanecer imóvel por mais tempo sem sentir nenhum desconforto.

Não se preocupe tanto com o som ambiente, mas certifique-se de que você escolheu um lugar onde não será incomodado durante a prática. Feche os olhos e comece a perceber os sons ambientes. O que você ouve? Vozes de pessoas? Crianças brincando lá fora? Carros passando? O gotejar de uma torneira? O tic-tac de um relógio? As batidas do seu coração ou a sua respiração?

Mantenha o foco um pouco em cada um desses sons, identificando-os sem os julgar, sem pensar nada sobre eles. Lembre-se de que você é apenas um observador nesse momento.

Agora, encontre um som constante, no qual possa manter seu foco por mais tempo. O importante é distrair sua mente para cessar seus pensamentos. Essa prática ajudará você a começar a meditar sem o auxílio da meditação guiada ou de sons de aplicativos.

Se você não estiver acostumado a meditar, comece com pelo menos 5 minutos, e do segundo dia em diante vá aumentando aos poucos até que você consiga meditar por, pelo menos, 15 minutos todos os dias.

Dia 3: Energia

Você é energia. Energia não pode ser criada nem destruída. Energia é para sempre energia. Ainda que ela assuma diferentes formas, ela continua sendo energia. Você é bem mais que um corpo físico, mais que uma alma ou um espírito: você é, em essência, energia. Energia que vibra, que emana frequências vibracionais. Preste atenção nos seus sentimentos, eles são a forma que o seu corpo físico tem de interpretar a energia que está emanando.

Tudo é energia. Você e sua Centelha Divina são energia. Sua Centelha é energia sem forma e você é energia em forma física. Pense em você, ou melhor, no seu corpo físico como sendo um condutor da energia da Centelha: ela passa através de você, e é essa energia que, por mais que você, muitas vezes, não perceba e não sinta, te mantém vivo. Vamos dizer que seu corpo é como uma torradeira, e a eletricidade, a tomada por onde passa a energia elétrica. Um copo de plástico é um recipiente, e por ser um recipiente ele pode conter uma quantidade limitada de água, mas se eu cortar o fundo do copo, ele, agora, se tornou um canal. Agora, o copo pode conter uma quantidade infinita de água porque a quantidade que entra é a mesma que sai; assim sendo, o copo, agora, é um canal. Pense no seu corpo como esse canal por onde a energia da Centelha Divina passa. Um canal não tem a função de armazenar, mas de deixar o fluxo passar por ele.

EXERCÍCIO 3: O CANAL DE ENERGIA

Este exercício tem o objetivo de te permitir sentir fisicamente a energia da Centelha Divina passando por dentro de você. Quando você e a Centelha entram em ressonância, você se torna esse canal livre de obstruções, e essa luz e energia podem passar através de você para todas as áreas e pessoas na sua vida.

Deite-se num tapete, ou mesmo na cama, de peito para cima, afaste um pouco as pernas, estique os braços, feche os olhos e estabeleça a intenção de se ver como esse canal por onde passa a energia da sua Centelha. Diga em sua mente: "**Querida Centelha Divina, Deus em mim, estou aqui, sou um canal por onde voluntariamente permito que sua energia passe**".

Então, silencie a sua mente e comece a imaginar a energia da Centelha passando por cada parte do seu corpo. Enquanto imagina, você sentirá algumas reações no corpo; podem ser arrepios ou formigamento em algumas partes. Solte a expectativa, deixe que a experiência seja fluida e natural. Apenas fique lá, relaxando e aproveitando o momento. Tenha uma atitude de gratidão e disponibilidade.

Ao finalizar, registre como você se sentiu:

Dia 4: A gratidão

Certa vez, eu soube que uma determinada moça havia tido bebê recentemente e que ela estava passando por dificuldades financeiras. Então, decidi falar com meu marido e ir visitá-la, levando uma quantia em dinheiro e alguns presentes. Como estava sem carro na época, por ter vendido o meu há pouco tempo, pedi o carro do meu pai emprestado, e, na concepção da maioria das pessoas, aquele modelo era muito bonito e um pouco caro. Fui com meu marido até a casa da recém-mamãe, levando um presente para ela e para o bebê, além de uma nota de 100 reais.

Estacionamos o carro, entramos na casa, entreguei os presentes — com exceção do dinheiro —, conversamos um pouco, segurei o bebê no colo; esses rituais que fazemos durante visitas a recém-nascidos. Finalmente nos despedimos. Ela nos acompanhou até a porta, olhou para o carro do meu pai, estacionado ali em frente e, com um olhar de espanto e desdém, franziu a testa, arqueou os lábios para baixo e perguntou: "Esse carro é de vocês?", ao que eu prontamente respondi que não, que havia pegado emprestado do meu pai. Ela balançou a cabeça em sinal de positivo. Quando meu marido tirou a nota de 100 reais do bolso para entregar a ela, a moça pegou a nota, olhou para ela como se fosse algo de valor insignificante, olhou para o carro novamente e disse: "É, né... Qualquer coisinha já ajuda". E terminou assim, sem ao menos agradecer com aquela famosa palavrinha mágica. A princípio eu me senti muito mal, muito triste, pois percebi que ela não havia demonstrado gratidão, e notei que durante todo o tempo da nossa visita ela não havia mencionado sequer uma vez a palavra "obrigado". Além disso, fiquei me perguntando se, ao ter visto o carro, ela não pensou que eu era muito rica e aqueles 100 reais seriam uma espécie de esmola. Aquilo realmente me fez muito mal, mas sei que o erro estava em mim por, de algum modo, esperar receber gratidão da parte de alguém que eu estava ajudando. De uma forma ou de outra, uma das muitas lições que tirei desse ocorrido foi que nós perdemos a vontade de repetir a ajuda à pessoa que não demonstra gratidão. A ingratidão é um sentimento terrível que apunhala a mão que dá e que apodrece a mão que fere. Ambos os lados sofrem. Fiquei pensando que, talvez, a razão daquela moça passar por tanta escassez fosse justamente a falta de gratidão na vida dela.

Com Deus não é diferente. Quantas vezes nos pegamos reclamando e reclamando do que não temos, e até brigando com ele? Quando fazemos isso, vibramos em frequências baixas e não podemos ouvir nossa Centelha, nem receber os benefícios que o alinhamento com a divindade interior tem para nos dar.

A gratidão tem o poder mágico de nos conectar rapidamente com a nossa Centelha Divina. Um coração cheio de gratidão emana uma agradável vibração que é irresistível para a sua divindade interior, pois esse sentimento está entre os mais nobres e poderosos da escala vibracional. Como já falamos antes, nossa Centelha só vibra em altíssimas frequências, que é onde os sentimentos de amor, paz, satisfação e gratidão se encontram. Quanto mais alimentamos o sentimento de gratidão, mais alinhados com nossa Centelha ficamos.

Quando você é grato pelas coisas que tem, não importa quão pequenas elas podem parecer, você verá essas coisas aumentarem instantaneamente. Se você for grato pelo dinheiro que tem, mesmo que pouco, você verá seu dinheiro magicamente crescer. Se você for grato por uma relação, mesmo que ela não seja perfeita, você verá ela milagrosamente ficar melhor. Se você for grato pelo emprego que tem, mesmo que não seja o emprego dos seus sonhos, as coisas começarão a mudar tanto que você amará mais seu emprego e todos os tipos de oportunidades pelas quais você trabalhou subitamente aparecerão. Quando você direciona sua gratidão para alguma coisa ou alguma pessoa, você sentirá ainda mais, e sua gratidão terá muito mais poder, e criará muito mais magia. (RHONDA BYRNE)

Olhe para tudo à sua volta com gratidão. Veja tudo como um presente ou uma oportunidade que a sua Centelha Divina te dá. Olhe para a sua casa e diga "Obrigado, Centelha Divina, pela casa em que moro, pois enquanto muitos vivem nas ruas, eu tenho esse benefício de ter um abrigo seguro para viver". Faça isso com tudo: com os móveis da sua casa, com o seu carro, com a sua família, sua saúde, seu emprego etc. Observe com atenção tudo o que você já tem na vida e seja grato, ao invés de ficar triste ou reclamar do que falta. Uma pessoa verdadeiramente agradecida não dá lugar a sentimentos de inveja, escassez ou competição, porque sabe que o hábito de agradecer libera o fluxo de receber. Quanto mais a gente agradece, mais coisa boa acontece.

EXERCÍCIO 4: PRATICANDO A GRATIDÃO

Este exercício é o meu favorito, pois ele tem o poder de nos alinhar quase que instantaneamente com nossa Centelha Divina, a fonte da gratidão. Além disso, ele é o passo inicial para fazermos da gratidão um hábito, pois nos força a analisarmos nossa vida sob uma perspectiva positiva. Ele também pode servir como motivação para, depois, criar um caderno da gratidão, para que em momentos em que a tristeza quiser te dominar, você possa navegar por aquelas páginas e se sentir motivado pelas bênçãos que já escreveu lá, tendo, assim, a oportunidade de transmutar seu estado mental rapidamente.

Então, vamos lá: no espaço a seguir, escreva pelo menos cinco motivos pelos quais você se sente grato. Peça a ajuda da sua Centelha Divina para te inspirar e te ajudar a olhar atentamente para a sua vida, a fim de encontrar motivos para agradecer sinceramente. Nos dias seguintes, tente continuar agradecendo pelas bênçãos da sua vida; faça isso mentalmente ou monte o seu caderno da gratidão.

Lembre-se do exercício do canal de energia e pense em você como um canal por onde a energia da Centelha passa. Deixe a energia da gratidão, que flui da Centelha, inspirar você e perceba que sentir-se grato se tornará um prazer!

1. _____
_____
_____

2. _____
_____
_____

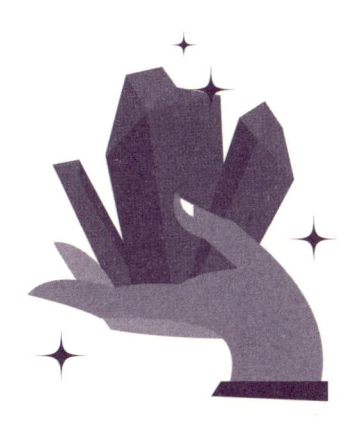

3. _____
_____
_____

4. _____
_____
_____

5. _____
_____
_____

Dia 5: A importância do bem-estar

O bem-estar é importante não apenas para nos sentirmos bem, mas principalmente para nos conectar com a Centelha Divina em nós. Quando estamos vibrando em altas frequências, nosso alinhamento com a Centelha fica mais intenso, e é nesse momento que as ideias vêm, conduzidas pela inspiração e pela intuição. As coisas começam a se mover positivamente para você. Você se sente bem, se sente saudável, feliz, positivo — você brilha. As pessoas vão perceber que você está mais iluminado, mais sereno, de sorriso fácil. A sensação de bem-estar e satisfação é consequência natural do alinhamento com a divindade interior.

Essa divindade dentro de você é generosa, amável e bondosa. Ela só tem bênçãos para te dar, pois só quer o seu melhor; ela te olha e te vê perfeito e merecedor de todas as coisas que você considera boas. Sua missão nessa experiência temporariamente humana é ser feliz, é experimentar a variedade e o contraste e, mesmo assim, ser feliz. Sim, você nasceu para ser feliz, muito feliz! A Centelha Divina só quer uma coisa: a sua satisfação e bem-estar. Se permita ser feliz, aceite que ser feliz é seu propósito de vida.

Todo mundo nasceu para ser feliz. É o plano de Deus que as pessoas sejam felizes, mas essa felicidade só nasce do alinhamento com a divindade interior, porque é uma felicidade que sabe que a Centelha é puro amor. O problema é que há um paradigma na consciência coletiva que diz que a vida é dura, que tudo é difícil. Desde crianças, ouvimos que há virtude em viver uma vida sofrida; crescemos acreditando que só se ganha na força, na garra, na luta. Acordamos de manhã e dizemos que somos guerreiros indo para a batalha, comparamos a vida com uma guerra onde os mais fortes e espertos vencem. Nos ensinaram que temos que nos anular para agradar aos outros, que temos que negar nossos desejos e vontades. Nos dizem até que querer não é poder, que não se pode ser feliz o tempo todo. Saia desse engano já!

Você pode sim ser feliz o tempo todo! Está tudo bem ter sonhos, desejos e vontades, está tudo bem se preocupar com seu próprio bem-estar. Você pode se fazer feliz, porque tudo o que você precisa para ser feliz está dentro de você, está no seu relacionamento com a sua Centelha, que pode tudo e que é puro amor.

Tenha mais carinho consigo mesmo. **Cuide melhor de si e procure cultivar hábitos saudáveis** que te deixem vibrando em altas frequências o máximo de tempo possível. A sua Centelha adora ver você satisfeito e feliz, acredite!

EXERCÍCIO 5: A LISTA DO BEM-ESTAR

Este exercício é muito simples e tem o objetivo de gerar satisfação em seu dia a dia.

Faça uma lista com cinco coisas que você AMA fazer. Podem ser coisas simples, como: parar na sorveteria e tomar seu sorvete favorito, ouvir sua música favorita várias vezes, comer uma barra de chocolate ou uma trufa, usar sua melhor roupa, tomar um banho quente e demorado, ligar para uma pessoa agradável só para dizer "oi", levar o filho para passear ao ar livre, comprar um presente para si mesmo, ir tomar um café com uma amiga etc.

Peça inspiração para a sua Centelha Divina quando estiver pensando nos itens da lista. Lembre-se que você é um canal por onde a energia da Centelha passa. Conforme for preenchendo a lista, diga a si mesmo: "Estou fazendo isso por mim. Eu mereço a satisfação e o bem-estar."

Veja cada item dessa lista como um presente da sua Centelha para você. A sensação de satisfação virá com certeza, e quando ela vier, lembre-se que nesse momento você estará em alinhamento com sua Centelha, então lembre-se dela e agradeça.

1. _____
_____
_____

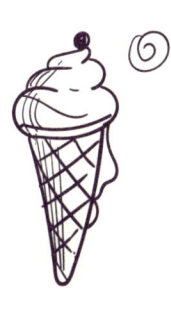

2. _____
_____
_____

3. _____
_____
_____

4. _____
_____
_____

5. _____
_____
_____

Dia 6: Contemplação

Uma das melhores formas de estar em alinhamento vibracional com a sua Centelha Divina é desenvolver o hábito de se manter em constante estado de contemplação. Contemplar é olhar tudo ao seu redor com uma atitude de apreciação; é observar calmamente cada detalhe sem julgamentos, apenas apreciando. Essa é a atitude de Deus segundo a narrativa bíblica da criação do mundo: quando a divindade concluiu sua obra, contemplou-a com apreciação e disse que tudo estava muito bom.

Nossa sociedade anda tão ocupada que não tem tempo — ou acha que não tem — para fazer da contemplação um hábito. Já acordamos apressados, pulamos da cama depressa, tomamos um banho de 3 minutos, escolhemos qualquer coisa no guarda-roupa, engolimos rápido o café da manhã. No caminho para o trabalho ou escola, nos locomovemos no piloto automático, mal sabendo onde estamos, sem prestar atenção em nada que nos cerca. Nossa única preocupação é não atrasar.

Não temos vivido: temos sobrevivido, fazendo tudo como máquinas, como sonâmbulos ou zumbis. Quando comemos, não prestamos atenção no gosto da comida; não nos permitimos saborear enquanto temos a consciência de agradarmos nosso paladar. Não nos banhamos com calma, permitindo que nossa pele sinta a agradável sensação da água escorrendo pelo nosso corpo. Não permitimos que o nosso olfato se dê ao luxo de sentir o agradável cheiro do perfume que espirramos em nossa roupa. Não permitimos que nossos olhos contemplem a beleza no caminho de casa para o trabalho e a escola, até que um dia você se pergunta: "Nossa, nunca notei que construíram um prédio novo nessa esquina!"

Na nossa constante pressa por medo de perder tempo, acabamos perdendo a vida. Vivemos sem viver, comemos sem comer, andamos sem andar, olhamos sem olhar. A vida passou diante dos nossos olhos e nem nos demos conta.

Quando colocamos nossa plena atenção em tudo o que estamos fazendo, colocamos ali a nossa consciência. A divindade dentro de nós sente, vê, cheira, saboreia, toca e ouve através dos nossos cinco sentidos. Quando você se senta para comer, é Deus comendo; quando se perfuma, Deus quer sentir o cheiro do seu perfume; quando abraça ou beija, é Deus fazendo tudo isso através de você. Desacelere e permita que a divindade interior viva através de você. Lembre-se: você é um canal por onde a energia da Centelha passa.

EXERCÍCIO 6: CONTEMPLAR

Este exercício tem o objetivo de ajudar você a fazer da prática da contemplação um hábito. Ele tira você do modo automático e o coloca no modo de atenção plena, e é nesse modo que conseguimos perceber a vida sob os olhos da Centelha. Tenha em mente que você é um canal por onde a Centelha Divina em você experimenta as sensações desta experiência física. A Centelha é sua parte sem forma, e seu corpo é a sua parte física.

Separe um momento do dia em que você possa se aquietar, se sentar e observar o ambiente. Pode ser no final do dia, colocando uma cadeira na frente de casa para contemplar o pôr do sol, ou mesmo observar a movimentação externa da sua janela. O que você vê? O que ouve? Quais os elementos no cenário que observa? Lembre-se de observar sem julgar, sem pensar nada sobre o objeto de sua atenção. Diga a si mesmo: "Meus olhos são os olhos de Deus. Ele está vendo através de mim."

Ao finalizar, registre como você se sentiu:

Dia 7: Controlando a atividade mental

Controlar nossos pensamentos é mais difícil do que parece. A maioria das pessoas vive no piloto automático e nem percebe que suas mentes estão trabalhando a todo instante, se afogando num dilúvio de pensamentos. Elas nunca estão no presente, mas no passado, relembrando ou lamentando algo; ou no futuro, "pré-ocupando-se" com algo.

Muitas pessoas dizem que "só" pensar positivo não resolve nada, mas eu pergunto: e pensar negativo resolve alguma coisa? É preciso começar a treinar sua mente como se adestra um animalzinho, ensinando-a a obedecer a seus comandos. Entenda uma coisa: ou você controla a sua mente ou ela irá controlar você.

A prática consciente do pensamento positivo, aliada a um propósito definido e ações positivas, irá gerar frutos maravilhosos na vida de quem o cultiva. A primeira dieta com a qual devemos nos preocupar é a da mente, pois ali é onde tudo acontece. Uma mente negativa não dá a ninguém um corpo saudável e nem uma vida positiva. A neurociência confirma que muitas doenças são causadas por uma atividade mental constantemente negativa.

Treinar a mente a silenciar e a trocar os pensamentos negativos pelos positivos é essencial para o sucesso em tudo o que se faz, mas ficar nesse policiamento o tempo todo é cansativo, sem contar que nesse "cabo de guerra" a mente costuma vencer.

Por isso o alinhamento com a Centelha Divina dentro de nós é tão importante. Quando nos alinhamos com ela, naturalmente começamos a pensar, agir e sentir como nossa Centelha. Ao contrário da imagem do deus vingativo que julga e condena, a Centelha apenas observa os pensamentos, porque sabe que tudo é uma ilusão do ego; ela não se identifica com os pensamentos; o ego, sim. A atividade mental é parte do sistema do ego em nós. Precisamos entender que não somos nosso corpo, nem nosso ego e muito menos nossa mente. Somos a energia eterna que habita este corpo temporariamente.

Gostaria de encerrar este tema com uma citação do *Livro de Mirdad* que diz o seguinte:

> *Pensai como se cada um de vossos pensamentos tivesse de ser gravado a fogo no céu, para que todos e tudo o vissem. E, verdadeiramente, assim é. Falai como se o mundo todo fosse um único ouvido atento a escutar o que dizeis. E, verdadeiramente, assim é. Agi como se todos os vossos atos tivessem de*

recair sobre vossa cabeça. E, verdadeiramente, assim é. Desejai como se vós fosseis o desejo. E, verdadeiramente, o sois. Viveis como se vosso Deus, Ele próprio, tivesse necessidade de vossa vida para viver a Dele. E, verdadeiramente, Ele necessita.

EXERCÍCIO 7: OBSERVADOR DE PENSAMENTOS

Este exercício tem o objetivo de te fazer perceber a diferença entre você e sua mente através da prática da observação consciente da sua atividade mental.

Separe um tempo e um lugar onde não será incomodado e sente-se confortavelmente. Decida que você e sua mente são duas coisas distintas. Feche os olhos, respire profundamente, segure o ar contando até 3 e solte-o lentamente. Repita esse processo 5 vezes; essa quantidade será o suficiente para te deixar em estado de relaxamento. Perceba que enquanto seu foco está em executar o exercício de respiração, sua mente te obedeceu, e isso aconteceu porque você a fez focar no exercício. Uma vez relaxado, e tendo estabelecido que você e sua mente são coisas separadas, comece, ainda de olhos fechados, a observar os pensamentos, porém sem julgá-los, rotulá-los ou imprimir neles qualquer emoção. Imagine que você está de longe apenas observando algo fora de si mesmo. Imagine que esses pensamentos não são seus, mas apenas parte de um rio e que a correnteza desse rio está os trazendo e os levando. Você deverá separar cerca de 10 minutos para fazer esta atividade.

Ao finalizar, registre como você se sentiu:

Dia 8: O Todo é tudo o que há

O caminho que conduz à expansão da consciência é o mesmo que nos leva à compreensão da unidade do ser. O mesmo que nos faz entender com clareza que não existe separação; que tudo está conectado, que somos, em essência, um único ser, energia. Pense em cada pessoa como sendo uma lâmpada. Há lâmpadas de vários formatos e cores, cada uma mais adequada para uma função, mas note que uma lâmpada, para exercer a função para a qual foi criada, necessita de um componente essencial: a energia. A energia passa por ela fazendo-a funcionar, fazendo-a iluminar. E a energia que passa por uma lâmpada é a mesma que passa por todas as outras lâmpadas em todos os lugares do mundo. Você consegue segurar a energia? Dar uma forma a ela? Sabe dizer onde ela habita? De onde vem e para onde vai? A energia passa onde há um condutor preparado para recebê-la. Assim como as lâmpadas, nosso corpo é um condutor de energia: a energia do Todo. Pense no Todo como essa corrente elétrica que assume diferentes formas de acordo com o tipo e formato da lâmpada. A energia que faz a lâmpada amarela funcionar é a mesma que faz a lâmpada branca, a azul, a vermelha funcionarem também.

Dentro de cada pessoa, animal ou coisa, passa a energia do Todo, a energia de Deus, da Fonte Criadora. As formas físicas que vemos no mundo são o modo que a consciência sem forma encontrou de assumir uma forma e tornar-se tangível. Portanto, quando vemos uma forma que chamamos de física, aquela é uma expressão da energia do Todo na matéria, em forma de partícula. O Todo é onda, a energia é onda, a consciência é onda, e na onda não existe forma. Ou, por acaso, você sabe dizer qual é a forma da energia, do Wi-Fi da sua casa ou da onda de rádio? Mesmo assim, a energia se manifesta através da lâmpada; o Wi-Fi, através do celular; e a onda de rádio, através do rádio ou qualquer aparelho físico que esteja na mesma frequência.

Olhe para tudo e para todos à sua volta — inclusive para si mesmo — sob essa perspectiva, entendendo que todas as formas físicas, tangíveis e sólidas são, em essência, energia condensada, energia em movimento estático. A mesma energia que forma você forma o seu carro, a sua casa, a sua família, a natureza e todas as pessoas. Há somente um ser em todo universo, e esse ser é o Todo, Todo esse que é chamado de Deus, a energia invisível, sem forma; a consciência que assumiu todas as formas. O Todo é você, sou eu, somos nós. É tudo o que há. Está tudo interligado, tudo conectado.

EXERCÍCIO 8: OLHA EU ALI

Esta prática tem o objetivo de ampliar nossa percepção de mundo. Algo maravilhoso irá acontecer dentro de você, que não mais olhará para as coisas e pessoas e pensará: "isso não é comigo". O caminho para a expansão da consciência é buscar o entendimento sobre a unidade do ser, é compreender que a separação é uma ilusão dos sentidos, que somos um, que o Todo é tudo o que há, que ele é tudo em todos.

Este exercício é ensinado por Neale Donald Walsh, autor de *Conversando com Deus*, e ajuda-nos a transcender a ilusão da separação, pois nos dá a oportunidade de olhar para o mundo à nossa volta pelos olhos da nossa Centelha Divina.

O exercício funciona assim: ao sair na rua, olhe para todos, para tudo e diga: "Olha eu ali". Olhe para o morador de rua deitado na calçada e diga para si mesmo: "Olha eu ali, deitado na calçada, enfrentando meus próprios dilemas". Olhe para uma mãe com sua criança e diga: "Olha eu ali! Sou aquela mãe e sou também aquela criança."

Ao olhar para a moça bonita, para o homem que passa em seu carro importado, para o guarda de trânsito, para o vendedor no sinal, olhe para todos e diga: "Olha eu ali".

Ao olhar para a árvore num parque, para os pombos na calçada, para os prédios, para as casas, diga: "Olha eu ali, em forma de árvore, em forma de pássaro, em forma de prédio, em forma de casa".

Como foi essa experiência de se enxergar na pele dos outros?

Dia 9: O abraço de Deus

Uma vez que entendemos que tudo é energia, passamos a ver o mundo e a interagir com ele de forma diferente. Quando conseguimos nos relacionar com as pessoas e as coisas através da vibração, tornamo-nos poderosos, verdadeiros alquimistas da nossa própria vida. Mesmo as pessoas mais distantes desse entendimento admitem que sentem o efeito da energia de pessoas e ambientes nela. Será que você nunca ouviu alguém dizendo que sentiu uma energia pesada em determinado ambiente, ou que não sabe explicar, mas não conseguiu se sentir à vontade perto de pessoa A ou B? **O mesmo serve para identificar a energia do polo positivo: é maravilhoso quando encontramos pessoas tão animadas energeticamente que por onde passam deixam os outros se sentindo bem.**

Quando temos esse conceito claro em nossas mentes, podemos dar e receber energia em nosso contato com pessoas e coisas. A energia está em tudo: nas plantas, nas pedras, nos objetos, nos animais e nas pessoas. Quanto mais vivemos com a intenção de sermos um canal por onde a energia da nossa Centelha Divina passa, melhor interagimos com o mundo à nossa volta e mais hábeis na interação com a energia vamos nos tornando. Conseguimos identificar, sentir e ler a energia nas pessoas e nas coisas; conseguimos emanar deliberadamente energia para outra pessoa, mesmo que ela esteja distante. As pessoas já fazem isso todos os dias sem que percebam. Tenho certeza de que já aconteceu com você ou com algum conhecido seu, de passar dias pensando em uma determinada pessoa e logo depois essa pessoa aparecer e dizer que também estava pensando em você!

A energia pode ser transmitida de diversas formas, até mesmo pelo pensamento focado, mas acredito que o contato físico seja a maneira mais efetiva. Que bom seria se pudéssemos abraçar todas as pessoas para simplesmente sentir a energia delas e dar a elas a nossa! Quanto mais alinhados com nossa Centelha Divina, mais vibramos na mesma frequência dela, e mais começamos a sentir um transbordar de amor em nosso coração. Você começa a olhar para as pessoas e sentir simpatia, compaixão, carinho, afeto e amor. Você sente vontade de sorrir e abraçar todo mundo, principalmente quando capta alguém que está emanando alegria, satisfação e positividade. Isso acontece porque a Centelha é puro amor; ela só ama, ama, ama, ama.

Ah, que bom é um abraço gostoso, apertado e carinhoso! Infelizmente, devido à nossa cultura ser tão apegada à lascívia deste mundo, as pessoas já quase não se abraçam mais. Pouco se tocam. Por que não se pode abraçar com o coração cheio de sinceridade, sem os filtros das segundas intenções? Porque o nosso ego não conhece o abraço de Deus; não conhece o amor incondicional da Centelha.

Só há um ator neste mundo, porém são muitas as personagens. O Todo, a saber, Deus, é esse ator, e as personagens somos nós. Quando duas pessoas se abraçam, é Deus se abraçando. Quando duas pessoas se beijam, é Deus se beijando. Quando a mãe amamenta o bebê, é Deus amamentando a si mesmo. Se isso te soa estranho é porque ainda dormes na ilusão da separação. Deus não é muitos, Ele é um só.

EXERCÍCIO 9: ABRAÇO ENERGÉTICO

O desafio hoje é ABRAÇAR ALGUÉM!

Decida dar um abraço energético em alguém. Abraço energético é aquele em que você tem a intenção de transferir energias. Dê um abraço bem longo e apertado na pessoa, deixando seu coração transbordar de amor, de alegria, de ternura, e diga a si mesmo no momento do abraço: "Estou abraçando

Deus, estou abraçando minha Centelha Divina.". Tenho certeza de que ambos, você e a pessoa abraçada, se sentirão em alta frequência vibracional. Ambos, nesse momento, estarão alinhados com a essência divina dentro de vocês. Se você achar esse desafio difícil, poderá começar treinando com um urso de pelúcia, imaginando que está abraçando sua Centelha — e de fato estará —, porque a essência do divino está em tudo, inclusive nos objetos, nas pedras, na natureza. Outra forma de treinar pode ser com o seu pet. Pegue seu cachorro, ou seu gato, e dê um gostoso abraço nele. Você também pode fazer isso com uma árvore. Que delícia é abraçar uma árvore e sentir a essência da Fonte Criadora emanando dela! Seja lá como for, o importante é começar a abraçar; depois, você pode se sentir mais confiante para abraçar alguém próximo a você.

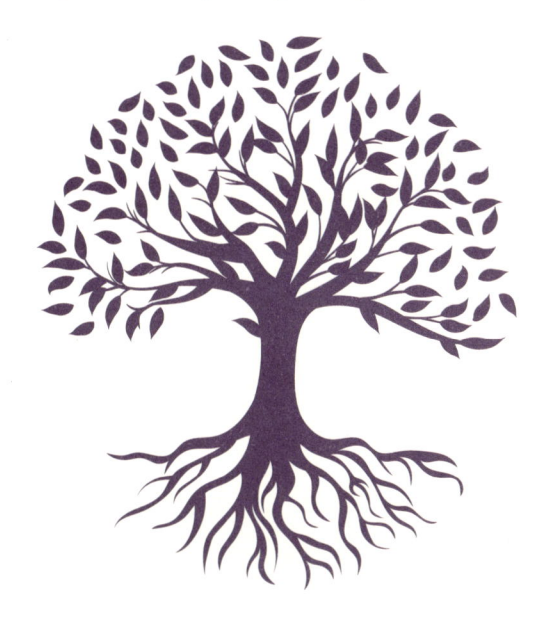

Dia 10: Curando o relacionamento com Deus

Quando eu ainda estava no início da minha jornada no autoconhecimento e espiritualidade, conheci o Ho'oponopono, essa linda oração havaiana que tem o objetivo de limpar memórias de dor através da repetição dessas quatro frases: "Sinto muito", "Me perdoe", "Eu te amo", "Sou grato". Certo dia, angustiada na minha busca por saber quem Deus de fato era, eu me tranquei no quarto e, ajoelhada, comecei a fazer o Ho'oponopono para Deus.

Na época eu não entendia muito bem sobre a divindade dentro de nós, a Centelha Divina. Eu ainda acreditava num Deus ausente, distante, sentado em algum trono num longínquo céu. Mesmo assim, fiz o Ho'oponopono para a divindade criadora do jeito que eu entendia.

Eu disse: "Deus, seja lá quem você for, eu já cansei de te procurar e quero saber quem o Senhor é. Eu tenho esse direito. Quero saber de onde vim e o que realmente sou.". Logo depois, comecei a recitar as quatro frases do Ho'oponopono. A experiência foi transcendental. Senti uma energia muito forte e quase tangível me envolver como em um abraço energético.

Chorei copiosamente; me senti tão amada! Deus estava lá e eu o sentia fluir de dentro de mim. Meu coração queimava.

EXERCÍCIO 10: HO'OPONOPONO PARA A CENTELHA DIVINA

Separe um momento em que possa ficar sozinho e não ser incomodado. Coloque-se numa posição confortável, estabeleça uma intenção reverente de oração e decida que vai acessar Deus dentro de você. Com todo amor, diga repetidas vezes: **"Centelha Divina, Divindade em mim, sinto muito, por favor me perdoe, eu te amo, sou grato"**.

Repita as quatro frases várias vezes até sentir seu coração se encher de paz e serenidade. Entregue-se de forma sincera e genuína ao processo de repetição, soltando a expectativa. Se não sentir nada no primeiro dia, tente novamente no segundo, no terceiro etc. O ideal é fazer disso uma prática sempre que sentir que está distante da conexão com a Centelha. A Centelha dentro de você não resiste a um coração que busca genuinamente pela conexão com o Divino.

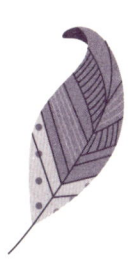

Dia 11: O desapego

"Nada tem qualquer poder sobre mim além daquele que eu mesmo lhe dou através dos meus próprios pensamentos conscientes". A frase de Anthony Robbins diz algo muito verdadeiro: é você mesmo quem determina o grau de importância que dá às coisas e às situações. É você quem dá às pessoas e aos fatores externos o poder de te controlarem.

É você quem decide se apegar, que permite que esse apego te domine. Todo apego é contraproducente, isto é, produz o efeito inverso. Quanto mais nos apegamos, menos possuímos e mais somos possuídos. O apego dá a outrem o poder de nos dominar, o que é muito perigoso, pois é como colocar nas mãos de pessoas e situações as rédeas da sua vida e das suas emoções.

Gosto muito do exemplo que aprendi com Abraham-Hicks: se alguém que você não conhece ligasse para sua casa e dissesse: "Não te conheço, mas estou ligando só para dizer que nunca mais quero falar com você", você certamente iria rir e pensar que foi apenas um trote. Você não daria a mesma importância que daria se alguém a quem você está bastante apegado fizesse o mesmo.

É por se apegar tanto às pessoas, às coisas e aos fatores externos em geral que as pessoas sofrem. O desapego é a liberdade. Isso não significa dizer que não ama, que não se importa; pelo contrário, o verdadeiro amor lança fora todo medo, porque sabe que o que é para ser, será.

Quando entendemos isso, não sofremos com a opinião das pessoas sobre nós. Conseguimos dar a volta por cima quando um relacionamento ou uma fase da vida se encerra. Aceitamos que ciclos se encerram para que outros se iniciem. Desejamos o bem da pessoa que saiu da nossa vida, pois temos paz com a situação. Essa paz só se encontra no desapego que flui do alinhamento com a Centelha Divina em nós.

Veja tudo como sendo emprestado: sua família, seu emprego, seu país, seu carro, sua casa e até mesmo sua VIDA. Tudo é emprestado. Deus te emprestou tudo isso, então entenda e aceite de bom grado quando ele pedir de volta. Entenda que o divino em você é puro amor e está sob o controle de tudo. Desapegar-se é soltar. Soltar é entregar confiantemente todas as coisas nas mãos da Centelha Divina, que cuida de você, que se importa com você e que sabe de todas as coisas.

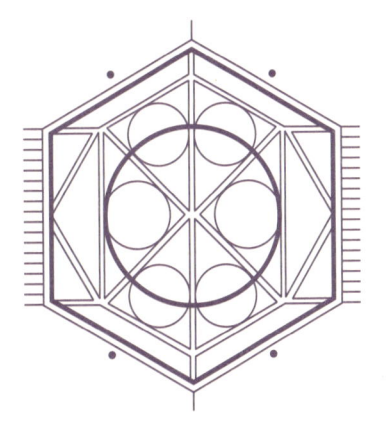

Você é um espírito eterno. Todas as outras coisas são parte dessa experiência temporariamente humana.

EXERCÍCIO 11: DESAPEGANDO

Este exercício tem o objetivo de fazer você sentir o poder do desapego e entender melhor o soltar. Soltar é entregar todas as coisas, especialmente as que você considera as mais preciosas, aos cuidados da sua Centelha Divina. Fazendo isso, você trabalha o sentimento de confiança na sua divindade interior que te ama e cuida de você.

Peça inspiração à sua Centelha para escolher algo para "sacrificar"; precisa ser um objeto pelo qual você tenha um certo apego. Pode ser seu par de sapatos favorito, seu casaco novo, um item de decoração da sua casa ou um livro de que goste muito. Escolha o objeto e doe para outra pessoa que você ache que fará bom proveito dele.

Doeu só de pensar? Essa é a intenção do exercício: fazer você, através de um ato simbólico, aprender sobre entrega e confiança na sua Centelha. Entenda que são apenas objetos; a Centelha deu a você e ele te foi útil pelo tempo que tinha que ter sido.

No alinhamento com a Centelha não existe escassez, há somente abundância. Quando a gente desapega, coisas ainda melhores vêm. Apenas faça este exercício se sentir que consegue, que está fazendo por amor no coração e com a compreensão da sua finalidade. Ninguém, além da sua Centelha, precisa saber, pois ela sabe e mesmo assim não te julga, mas respeita seu tempo de evolução. **Se preferir, espere a compreensão surgir e faça em uma outra oportunidade quando se sentir mais preparado. Não há julgamentos no processo.**

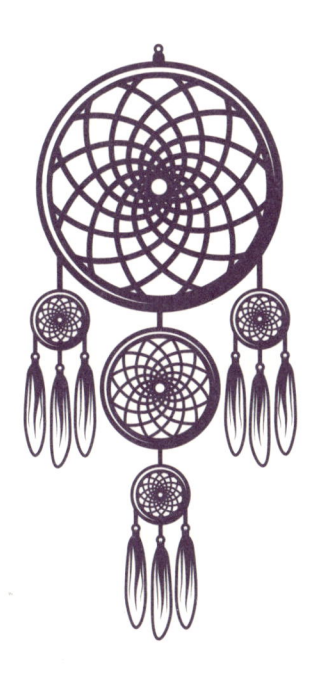

Dia 12: Você nasceu para ser feliz

Todos os dias ao acordar, se espreguice e diga para o Universo: EU NASCI PARA SER FELIZ! Olhe-se no espelho e diga para seu reflexo: EU NASCI PARA SER FELIZ! Sim, sim, sim, você nasceu para ser feliz e não aceite menos que isso! Todo mundo nasceu para ser feliz, o problema é que há um paradigma na consciência coletiva que diz que "a vida é dura", que "tudo é difícil" etc. Quem nunca ouviu isso quando criança? Crescemos acreditando que Deus se agrada em nos ver no sofrimento, na angústia, na dor, na escassez. Quando vemos alguém que parece ser feliz o tempo todo, logo pensamos que há alguma espécie de hipocrisia na pessoa; afinal, não se pode ser feliz o tempo todo — pelo menos é o que dizem. Eu, porém, digo a você: saia já desse engano! Deixa-me contar uma coisa: não precisa ser assim! Você pode, deve e tem todo o direito de ser feliz sempre. **Coloque na sua cabeça que VOCÊ NASCEU PARA SER FELIZ!**

Tudo o que você precisa para ser feliz já está dentro de você. Está no seu relacionamento com sua Centelha Divina, e não em fatores externos. Quando você entende que a sua missão é alinhar-se com seu Eu Superior, entende que a felicidade que nasce desse alinhamento é inabalável. Você não permite que fatores externos te entristeçam. Quando você deslizar e permitir que a tristeza reine, ainda que por alguns minutos, corra logo para o abrigo seguro do alinhamento com sua Centelha Divina. Nada permanece triste por muito tempo quando estamos alinhados à nossa divindade interior.

EXERCÍCIO 12: EU NASCI PARA SER FELIZ!

Todos os dias ao acordar, se espreguice e diga: EU NASCI PARA SER FELIZ! Olhe-se no espelho e diga para o seu reflexo: EU NASCI PARA SER FELIZ! Se algo quiser tirar sua paz e te deixar triste, lembre-se de dizer a si mesmo: EU NASCI PARA SER FELIZ. Faça dessa frase o seu mantra.

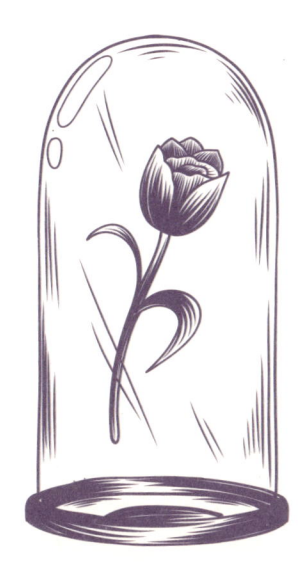

ORAÇÃO PARA COMEÇAR O DIA BEM

Eu nasci para ser feliz

E não aceito menos que isso.

Eu nasci para ser feliz

Está tudo bem em minha vida,

Deus me guarda e me guia.

Eu nasci para ser feliz

Em toda situação adversa

eu aprendo, evoluo e cresço.

Eu nasci para ser feliz

Este é o desejo de Deus para mim.

Ser feliz é meu destino.

Dia 13: O Eu Sou

O verdadeiro nome de Deus é "Eu Sou". Ele é a consciência de ser, ele é tudo o que há. Todos nós somos personagens no teatro da vida onde Deus é o ator que interpreta todos eles. Embora pareçamos divididos, somos um. Esse mistério é maravilhoso demais para a limitada mente humana. Para entendermos melhor quem é o Eu Sou dentro de nós, é preciso entender que existem dois aspectos diferentes de você e dois grandes planos da realidade — ou duas dimensões, se preferir.

Um dos planos é este que chamamos de realidade ou mundo material, onde tudo é partícula. O outro é o plano não físico, também conhecido como plano espiritual, onde tudo é onda. Então, existem essas duas dimensões, uma onde tudo é partícula e outra onde tudo é onda; o tangível e o intangível, o visível e o invisível.

Neste plano físico habita o seu eu inferior, ou seja, seu corpo físico, essa imagem que você vê refletida no espelho e pensa que é tudo o que você é. No plano não físico há o outro aspecto de você, que é o que chamamos de Centelha Divina.

No plano superior, onde sua Centelha está, é onde tudo é primeiramente criado. O plano físico é apenas um reflexo do plano superior. Enquanto este último é o reino da causa, o outro é o reino do efeito. O plano superior pode ser acessado através da nossa imaginação; tudo é criado nela. Não há nada que exista neste mundo físico que não tenha sido, primeiro, criado na mente.

Quando você pensa "Estou com sede, preciso tomar um copo de água", você consegue se imaginar bebendo água no momento em que fala isso, e até sentir, de antemão, sua boca salivar. Logo em seguida, aquilo que você criou em sua imaginação se torna real, e você se vê em pé tomando um copo de água.

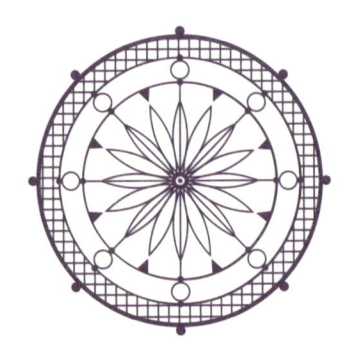

Seu Eu Sou é a divindade em você, é sua versão Deus. Procure ver a vida através da perspectiva da sua Centelha Divina, use sua imaginação para se alinhar com ela e subir ao plano superior. Não sabe como é o plano superior? Use sua imaginação para descobrir! Quando usar a frase "Eu sou", tenha o cuidado de completá-la com aspectos que correspondam à sua versão Deus, pois isso ajudará você a se alinhar com a sua divindade interior.

EXERCÍCIO 13: TRANSMUTAÇÃO MENTAL

Este exercício tem o objetivo de mudar seus estados mentais, fazendo você ver tudo à sua volta pela perspectiva dos olhos da sua Centelha Divina, ou Eu Superior.

Sente-se confortavelmente numa cadeira, respire fundo, segure o ar por três segundos e solte lentamente. Repita esse exercício por mais cinco vezes; isso já será suficiente para te ajudar a entrar num estado de relaxamento. Em seguida, comece a se imaginar subindo cada vez mais alto, tão alto que você vê, lá no topo, uma película fina e transparente que lembra a superfície de uma bolha de sabão. Então, você atravessa essa película e entra no plano superior. Agora você se transformou no seu Eu Superior. Agora você é a sua Centelha Divina. Sinta o que ela sente, se veja como ela se vê. Agora você é Deus! Então, comece a dizer: "Eu sou a abundância, eu sou a prosperidade, eu sou a luz, eu sou o amor, eu sou a alegria, eu sou o Eu Sou". Vá dizendo "Eu Sou" e completando a frase com tudo aquilo que você acha que Deus é. Você é o "Eu Sou".

Dia 14: O amor e a Centelha

Você tem que se tornar livre da dependência de qualquer relacionamento de natureza física e se tornar consciente do seu Eu Superior (Centelha Divina), que é sua verdadeira alma gêmea. Só quando esse relacionamento estiver em dia é que todas as outras coisas vão melhorar na sua vida.
(ABRAHAM-HICKS)

O amor vibra em 528 hertz, uma altíssima frequência vibracional. Quando vibramos no amor, estamos em alinhamento vibracional com nossa Centelha Divina. O sentimento de amor acontece quando você e sua Centelha concordam em algo, porque ela é puro amor. Deixe que o amor seja o eletromagnetismo pelo qual as coisas e as pessoas cheguem em sua vida. Atraia Deus dentro de você com a energia do amor. Quando isso acontece, todas as suas decisões e ações passam a ser movidas pela força ativa do amor. Coloque amor em tudo o que faz, em todos com quem se relaciona. Use a energia do amor para tomar suas decisões e para dar sua opinião sobre pessoas e coisas. O verdadeiro amor só nasce da conexão com a sua Centelha interior.

EXERCÍCIO 14: TÉCNICA DO "EU AMO" PARA A CENTELHA DIVINA

O objetivo deste exercício é ajudar você a perceber como usar a energia do amor em tudo na sua vida. Isso é importante porque quando vibramos no amor estamos em alinhamento vibracional com a nossa Centelha Divina, que é puro amor. O amor é uma energia muito poderosa. Quando colocamos amor no que fazemos, colhemos resultados maravilhosos.

Esta técnica funciona assim: você deve colocar as mãos no coração, fechar os olhos e dizer "Eu amo, amo, amo, aaaamo a minha Centelha Divina. Eu amo estar em alinhamento vibracional com a minha Centelha.". Siga repetindo essa frase enquanto sente que sua Centelha está ouvindo. Se puder separar um tempo para fazer isso com calma, coloque uma música romântica para te deixar bem inspirado a estabelecer o romance entre você e sua divindade interior, que é a sua verdadeira alma gêmea.

Por fim, registre a seguir como você se sentiu ao praticar esta técnica:

Dia 15: A Centelha e o ego

Para relembrar a compreensão do que é o Ego, gostaria de usar uma ilustração descrita no *Livro de Mirdad*, uma linda e inspiradora narrativa que conta a história de nove monges em um mosteiro chamado *A Arca*, localizado no alto de uma montanha escarpada.

Para sua melhor compreensão, deve-se entender o sentido simbólico da história, onde cada personagem representa um estado de consciência e a história representa um drama mental na mente do ser humano.

Na narrativa há dois personagens principais. O primeiro é Shamadam, o monge líder do mosteiro. O outro é Mirdad, um estranho que chega ao mosteiro numa noite fria e chuvosa, nu, cheio de feridas no corpo, com fome e tremendo de frio.

Mirdad pede acolhida no mosteiro, mas Shamadam o recebe apenas para fazê-lo de servo. Mirdad passa 7 anos calado enquanto exerce suas funções de criado, até que um dia ele se levanta no meio dos monges, começa a falar, e uma torrente de sabedoria jorra de sua boca.

Durante toda a história, vemos Shamadam, que representa o Ego, lutando de todas as formas para não perder a liderança do mosteiro para Mirdad, que representa a divindade em nós. Shamadam e Mirdad são os dois aspectos de você, o Ego e a Centelha. Sua verdadeira identidade é Mirdad, porém, quando nascemos só conhecemos o Shamadam dentro de nós. Nos ensinam que Deus está lá fora, que somos essa imagem que vemos no espelho, que somos nosso nome, nossa profissão, nosso estado civil. Quando alguém nos pergunta: "Quem é você?", normalmente usamos os rótulos que nos definem, mas essas definições não são quem você é de fato.

O Ego é um personagem que a essência divina usa para participar do teatro da vida. Ele é apenas a sombra do nosso verdadeiro Eu. Muitas são as personagens, mas somente um ator interpreta todas elas — esse ator é Deus, o Todo, que é tudo o que há. Aprenda a ver além do Ego, além dessa personagem temporariamente humana. Debaixo desse conjunto de carnes, músculos, tecidos e ossos, existe Deus.

EXERCÍCIO 15: CAÇA AO EGO

Este exercício tem o objetivo de te ajudar a identificar, através do autopoliciamento, a diferença entre a ação que é do Ego e a que é da Centelha Divina.

Passe o dia atento aos seus sentimentos e reações diante de pessoas e situações. Decida que irá pegar o Ego no flagra quando ele estiver atuando, leve essa intenção com você e siga suas atividades normais do dia. Quando estiver diante de alguma situação que exigirá de você uma resposta, por exemplo, em uma roda de amigos conversando, fique atento às suas próprias reações. Antes de reagir, pare e decida quem irá responder por você, se será o ego ou a Centelha. Caso você tenha alguma reação, seja através de atitude, fala ou pensamento, em que você identificar que agiu com o Ego, diga a si mesmo: "Tudo bem, Ego, eu te peguei no flagra. Eu sou a Centelha Divina, eu sou Deus e em mim só tem amor.". Não se julgue, não se condene, não se sinta frustrado, pelo contrário, fique feliz, afinal, você pegou o Ego no flagra e, agora, poderá tomar as rédeas da situação pela perspectiva da Centelha Divina. Quanto mais você praticar esse policiamento, mais o Ego se enfraquecerá e naturalmente a Centelha tomará conta de quem você é.

No fim do dia, anote no espaço a seguir como foi essa experiência e quais aprendizados você teve com ela:

_____
_____
_____
_____

Dia 16: Sabedoria

"Para o sábio, tudo é fonte de sabedoria. Para o não sábio, até a sabedoria é loucura" — Gosto muito dessa frase do *Livro de Mirdad* porque ela diz o seguinte: quanto mais alinhados com nossa Centelha Divina, mais facilidade temos em encontrar a sabedoria em todas as coisas. Ao olhar para a natureza, para as pessoas, lugares, coisas ou situações, devemos nos perguntar: "O que será que posso aprender com isso? Como posso crescer com essa situação?". Esse questionamento será como bater na porta da sabedoria, e ela sempre abre.

O desafio é começar a olhar para tudo ao seu redor e se perguntar: **"Centelha Divina dentro de mim, o que você quer me ensinar com essa imagem ou situação? O que posso aprender com ela?".** Às vezes, a lição vem de uma pessoa que você acabou de conhecer ou com quem já convive; outras, vem de um passarinho que pousa na janela, de uma borboleta, de uma árvore, de uma cena do cotidiano que você presencia.

Não tente forçar um raciocínio, confie no primeiro pensamento que vier. Coloque-se tão somente como um observador, até que sinta a inspiração fluir. Apenas se coloque à disposição em aprender com qualquer pessoa ou circunstância. Você tem tanto a aprender com o garotinho que engraxa sapatos como com o professor universitário que tem uma coleção de diplomas. Experimente sentar-se com diferentes pessoas e ouvi-las com atenção, com o coração aberto para a sabedoria, sem julgar se a fonte é digna ou indigna. A voz da Centelha está em tudo.

EXERCÍCIO 16: AS PÉROLAS DA SABEDORIA

Peça ajuda da Centelha para abrir seu entendimento para as lições presentes no seu dia a dia. Peça para ela tocar seu coração quando você estiver diante de uma pérola de sabedoria. Mantenha-se aberto e alerta a todos os eventos do cotidiano, por mais banais que pareçam ser. Em tudo se esconde uma lição, mas ouvidos e olhos atentos não são suficientes para encontrá-la. Olhe com atenção para uma cena ou coisa que chamar sua atenção durante o dia — você saberá quando ela chegar, afinal, você pediu para sua Centelha te avisar. Então, se pergunte: "O que isso tem a me ensinar?". Sua Centelha responderá. Anote a lição no espaço a seguir, para não esquecer, e depois compartilhe com mais alguém o que aprendeu.

Dia 17: O medo

Há muitos anos, minha família morava numa ilha na Amazônia; éramos ribeirinhos, termo usado para as famílias que vivem em casas de palafitas às margens do rio Amazonas e que usam as embarcações como seu principal meio de transporte.

Nessa época, todos moravam juntos, meus pais, eu e minha irmã, com nossos avós, tios e tias. **Minha avó criou uma personagem em forma de espantalho que ela batizou de Seu Libório.**

Minha avó conta que Seu Libório a ajudou a criar todos os seus filhos e também os netos. Nessa época, para evitar que as crianças fossem sozinhas para o trapiche que ficava na frente da casa, ela colocava o Seu Libório lá no final do trapiche. E para tornar a personagem ainda mais real, ela contava histórias sobre Seu Libório que, para nós, que éramos crianças, pareciam muito assustadoras. Nós morríamos de medo do Seu Libório, por isso, evitávamos o trapiche quando ele estava lá de pé, olhando para nós à distância.

É claro que o tempo passou e, conforme fomos crescendo, fomos tomando consciência de que Seu Libório era apenas um mito. Já adultos, sentamo-nos com nossa vó e lembramos com carinho da personagem que ela criou em sua imaginação e que se tornou tão real na nossa.

Hoje em dia, essa história me faz refletir sobre os Seus Libórios da vida. Quantos Seus Libórios já não existiram e quantos ainda existem na nossa vivência? Muitos. Encontrei muitos deles ao longo da vida. Ele estava em todo lugar: na igreja, no trabalho, na família, nos relacionamentos. Ele sempre esteve lá, estabelecendo meus limites e se colocando entre mim e meus sonhos.

Ele representa os medos criados em nossa mente por causa do que as pessoas, e até nós mesmos, contam. Muitos desses medos são como Seu Libório, apenas imaginários, um espantalho para limitar os ingênuos. Porém, conforme a nossa consciência vai se expandindo, vamos perdendo o medo. A coragem cresce junto com a experiência e o entendimento.

Antigamente eu tinha muito medo de morar no exterior; achava que morar fora do meu país de origem era arriscado demais. Hoje em dia, após ter vivido na pele a experiência de morar nos EUA por quase dois anos, vi que meu medo era apenas daquilo que eu não conhecia. Hoje me sinto tão corajosa que seria capaz de morar em qualquer país do mundo!

Tememos o que não conhecemos. Todo medo é, na verdade, falta de conhecimento ou entendimento. É natural sentir medo daquilo que não conhecemos. Vamos usar o exemplo do avião. Por mais que eu me considere uma viajante apaixonada — aliás, tão apaixonada que até tatuei a silhueta de um avião no pulso —, eu tinha medo de avião. Em um dos voos, meu marido, Elson, percebendo meu desconforto durante a decolagem, segurou minha mão e perguntou se eu estava com medo; eu disse que um pouco. Então, ele começou a me explicar tudo sobre aviões, explicou de onde vinham os sons que a aeronave fazia, e dizia: "Está ouvindo esse barulho? É isso, isso e isso que está acontecendo...". Ele sabia me explicar tudo o que estava acontecendo. Embora não seja piloto, Elson é apaixonado por aviões e carros; por isso, seu hobby é estudar esses assuntos, e isso deu a ele todo esse conhecimento. Depois de ouvir todas aquelas informações sobre aviões, relaxei e nunca mais tive medo. Com isso, quero dizer o seguinte: se você tem medo de algo, sem dúvida, o seu medo vem da falta de informação sobre aquilo. **Portanto, ao invés de fugir, vá ao encontro daquilo que você teme e procure dissolver seu medo na luz da compreensão. Expanda sua consciência! Quem sabe você não descubra que seu medo era apenas um Seu Libório?**

EXERCÍCIO 17: VENCENDO SEU MEDO

Este exercício tem o objetivo de ajudar você a identificar seus medos e te dar uma direção do caminho para vencê-los. O medo vibra em uma frequência baixíssima, e isso interfere na sua conexão com a Centelha Divina, além de limitar sua expansão de consciência. Contudo, não há o que temer, pois você é um com a divindade interior que está em tudo e em todos.

O exercício é o seguinte: peça ajuda da sua Centelha e reflita sobre o que você tem medo. Pode ser medo de ficar pobre e passar necessidade, pode ser medo de perder seu emprego, medo de perder um relacionamento amoroso ou de nunca encontrar um. O medo está em diversas áreas da nossa vida. Quando identificar pelo menos alguns de seus medos, pegue uma folha em branco, faça um risco vertical no meio, dividindo-a. De um lado, anote os medos que conseguiu identificar; do outro, escreva ações que você pode tomar para vencer esses medos. Peça inspiração para a sua Centelha e reflita sobre como começar a pesquisar para se informar melhor sobre aquele assunto. Quanto mais conhecemos, menos tememos.

Dia 18: Sincronicidade

Você já passou por situações nas quais, mesmo achando que fosse mera coincidência, tudo estava tão relacionado que a sensação é de que foram arranjadas por uma força superior ou, até mesmo, pelo destino? Quando esses eventos ocorrem em nossas vidas, somos levados a refletir sobre as conexões em nosso dia a dia. Não vemos mais os eventos diários como meros eventos, golpes de sorte ou coincidências, pois entendemos que a sabedoria do divino está se manifestando em tudo, o tempo todo.

Em suas pesquisas, o psicólogo Carl Jung criou um termo para definir esses eventos, que é o que vamos usar aqui neste desafio: ele os chama de "sincronicidade". Quando nossa conexão com a Centelha Divina em nós vai ficando mais clara, as sincronicidades vão se tornando mais frequentes em nossa perspectiva. Você começa a perceber números repetidos, números iguais, olha para o relógio e o horário marcado é exatamente uma hora cheia, em ponto. Andando pela rua, você percebe todos os sinais de trânsito se abrindo no momento em que você se aproxima. Um passarinho pousa perto de você e te observa atentamente. Uma borboleta entra na sua casa. Alguém te elogia e diz que existe algo diferente em você. Um estranho chega e te faz uma gentileza. O livro que você pensou em comprar aparece em cima da mesa de alguém que o está lendo, ou você percebe alguém lendo esse mesmo livro no transporte público. Você abre a internet e lê uma frase com o mesmo conteúdo da conversa que teve com alguém algumas horas atrás.

Essas sincronicidades são sinais do universo, são mensagens da sua Centelha te dizendo que ela está presente, que está te conduzindo, te guiando, te orientando. Toda vez que uma sincronicidade acontecer, receba isso como um recado da sua divindade interior dizendo que se importa, que te ama e que cuida de você. Acredite que você não está sozinho nessa jornada.

EXERCÍCIO 18: IDENTIFICANDO SINCRONICIDADES

Este exercício tem o objetivo de ajudar você a desenvolver a percepção na comunicação com sua Centelha Divina através da identificação de sincronicidades no seu cotidiano. Conforme explicamos no tema de hoje, as sincronicidades se tornam mais frequentes e as percebemos mais conforme o grau de alinhamento com nossa Centelha aumenta.

A prática de hoje será assim: fale com sua Centelha pedindo a ela que ajude você a identificar as sincronicidades; em seguida, solte a expectativa e a ansiedade, pois as sincronicidades só acontecem quando parecemos estar distraídos. Elas chegam justamente para nos acordar da nossa distração da Matrix, da ilusão dos sentidos. Siga seu dia normalmente e, quando as sincronicidades aparecerem, guarde a lição consigo e anote no espaço a seguir como foi. As sincronicidades podem aparecer de diversas formas: nos números repetidos (11:11, 3:33), percebendo o mesmo número em vários lugares diferentes, no ponteiro do relógio que muda para uma hora cheia no exato momento em que você olhou para ele, nos sinais de trânsito que ficam verdes assim que você se aproxima, no pássaro que pousa perto de você e tem um comportamento específico em sua direção. **As possibilidades são infinitas!** Quando a sua Centelha enviar esses sinais, você sentirá no seu coração uma emoção, ou até um arrepio, confirmando que você encontrou uma sincronicidade. Assim que puder, anote como foi sua experiência.

Dia 19: A semente do bem

A lei do dar e receber é baseada no fato de que tudo no universo opera através da dinâmica de troca. Todo relacionamento é baseado no dar e receber, porque esses são diferentes aspectos por onde a energia do universo flui. Se você quer amor, dê amor; se você quer atenção, dê atenção; se você quer a prosperidade, sinta a generosidade. Aquilo que se dá é aquilo que se recebe.

Ninguém planta sementes de uva e espera colher tomates. Tudo o que queremos colher em nossa vida precisa ter uma semente correspondente ao fruto que desejamos. Você escolhe a semente e o universo te dá o fruto, essa é uma lei natural do universo, e é sempre justa. Observe em quais áreas da sua vida você tem colhido resultados que não deseja e como poderia mudar essa realidade. Pense na polaridade inversa a isso e você saberá qual semente plantar. Por exemplo, se você tem a percepção de que determinada pessoa só tem críticas a seu respeito e isso te deixa chateado, decida plantar a semente do elogio na vida dessa pessoa. Por mais que essa atitude pareça ser positiva apenas para ela, o maior beneficiado, na verdade, será você. Assim como o fazendeiro que escolhe plantar milho se delicia com o fruto da sua colheita mais tarde, você se alegrará em ver como, no final das contas, a outra pessoa irá mudar o comportamento dela em relação a você. De controlado, você passa a controlar, pois você controla tudo e todos quando escolhe que semente quer plantar. Pense nas suas atitudes, palavras e pensamentos como sementes, veja a vida como o campo onde elas serão plantadas. Como você deseja que sua vida seja? Próspera? Alegre? Feliz? Bela? Comece a plantar a semente da prosperidade, da alegria e da felicidade na vida dos outros sabendo que os frutos desse plantio serão usufruídos por você mais tarde.

Quando plantamos essas sementes positivas na vida dos outros, num primeiro momento parece que só a pessoa que recebe a semente se alegra e é beneficiada, mas depois aquelas sementes te darão o fruto digno da sua colheita. Siga em frente plantando, jogando em tudo e em todos as sementes de tudo o que você quer ver em sua vida!

EXERCÍCIO 19: LISTA DAS BOAS AÇÕES DIÁRIAS

Este exercício tem o objetivo de ajudar você a entender na prática que suas ações e palavras são sementes que plantamos na vida dos outros e colhemos na nossa.

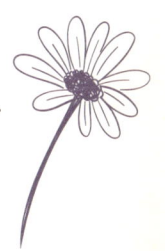

Sente-se numa posição confortável, peça inspiração da sua Centelha e faça uma lista com cinco atitudes (sementes) positivas que você pode plantar na vida de alguém ao longo do seu dia. Podem ser coisas simples, como elogiar alguém pessoalmente ou deixar um comentário carinhoso na postagem de uma pessoa com quem você pouco se relaciona; pode ser, também, comprar um sorvete para uma criança de rua, dar a preferência para alguém no trânsito, separar algumas roupas, sapatos, ou itens afins e direcionar para doação, dar uma gorjeta a um garçom ou ceder seu lugar no ônibus. Dependendo de como é o seu dia, tente encaixar nele cinco ações que você possa fazer em 24 horas. Depois, registre como se sentiu praticando as ações e agradeça sua Centelha Divina por ter te ajudado.

Cinco boas ações que posso praticar hoje	*Como me senti com essa prática*

Dia 20: Sua imagem através dos olhos de Deus

Como sua Centelha Divina te vê? Ela não julga nenhum aspecto da sua aparência, nem leva em conta aquilo que você gosta de chamar de conquistas na vida. Ela não observa o tamanho do seu Ego, nem seus defeitos e fraquezas. Pelo contrário, ela te ama e te aceita incondicionalmente, sem reservas, sem regras, porque sabe que você está em processo de expansão. Ela entende que há um tempo certo para tudo, que a divina semente dentro de cada criatura na terra florescerá em seu devido tempo.

Entenda e aceite que ESTÁ TUDO BEM com você. Está tudo bem. Tudo está como deveria ser, tenha calma. Não há pressa na sua expansão de consciência. Há um plano perfeito para você. Procure se amar e se aceitar como você é. Quando se olhar no espelho, olhe para o seu reflexo e pense de você o que sua Centelha pensa e sente sobre você.

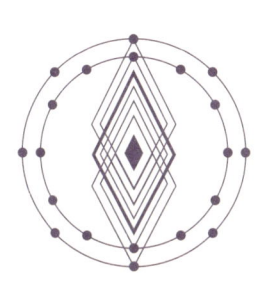

EXERCÍCIO 20: A TÉCNICA DO ESPELHO PELA PERSPECTIVA DA CENTELHA

Em pé, diante do espelho, feche os olhos e, mentalmente, suba ao nível da sua Centelha Divina, do seu Eu Superior. Faça a técnica da transmutação mental usando o poder do Eu Sou, que já ensinamos. Quando sentir que está conectado à Centelha Divina, abra os olhos lentamente e fique parado, observando o reflexo do seu corpo físico no espelho, mas olhando para aquela imagem como se você fosse seu Eu Superior — e de fato você é. Preste atenção aos detalhes, aos seus cabelos, aos seus olhos, nariz, lábios. Imagine o que a Centelha está falando e pensando sobre o que está vendo. O que ela fala e pensa de você? Após terminar o exercício, anote como se sentiu durante essa prática. Você está se vendo diferente?

Dia 21: Revisando sua experiência nesses 21 dias

Chegamos ao fim da nossa jornada de 21 dias para conexão com sua Centelha Divina! Se você se dedicou nessa busca, e se fez de todo o coração, você deve ter sentido algum resultado, uma maior aproximação da sua relação com sua divindade interior. É importante ressaltar que o alinhamento com a nossa Centelha Divina é um processo diário e que dura uma vida inteira. Enquanto estivermos nessa experiência temporariamente humana, enfrentaremos os desafios da vida, porém, conforme nossa conexão e alinhamento com nossa Centelha vão ficando mais claros, menores esses desafios parecerão e mais fortes, mais felizes, mais sábios, mais generosos, mais amorosos e mais bondosos vamos ficando. Temos abundância de todas as coisas que consideramos boas. Adquirimos maior controle dos nossos pensamentos e mais fácil será mudar nossos estados mentais.

Use este livro para repetir esta jornada várias outras vezes e perceba que conforme você a repete, mais fácil ficará colocar todos os exercícios em prática, enquanto seu alinhamento com sua Centelha vai melhorando. Tudo começará a fluir mais e melhor, e você se sentirá amparado e conduzido pela sua divindade interior, bem como pelas consciências não físicas que te acompanham.

EXERCÍCIO 21: REFLETINDO SOBRE OS APRENDIZADOS

Sente-se com calma, após meditar, e leia tudo o que você registrou ao longo deste desafio de 21 dias. Faça uma leitura dinâmica apenas folheando e passando os olhos pelas páginas, lendo uma coisa aqui e outra ali. Então, reflita sobre como foi essa jornada de conexão com a sua Centelha Divina e escreva um resumo de como foram esses dias para você. O que mais te tocou? O que mais sentiu de mudança? Deixe fluir!

Encerramento

Como confiar no fluxo do universo

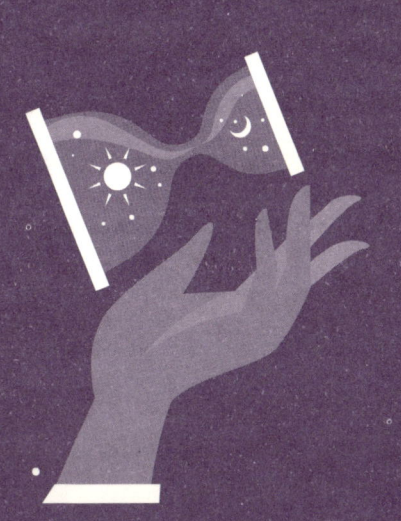

Como confiar no fluxo do Universo? Como confiar que tudo está bem, ainda que não pareça haver solução ou saída? Quando tudo parecer agonia e desespero, confie! Confie que tudo está sendo providenciado, que você está sendo guardado. Confie que tudo está bem porque realmente está. Confie que o Amor cuida de você, e que você já tem tudo de que precisa. Confie que tudo o que deseja ou desejar será suprido na hora certa. Confie que você já tem o suficiente, e que quando precisar de mais, o mais lhe será providenciado. Confie na corrente do rio que te leva de acordo com a sua vontade. Confie que quando nascem os desejos, nascerão também, junto com eles, as soluções e os meios para que sejam supridos e realizados. Porque nenhum desejo nasce sozinho, ele sempre vem acompanhado da solução providenciada para proporcionar o seu crescimento e expansão, pois a sua expansão é a expansão do Universo.

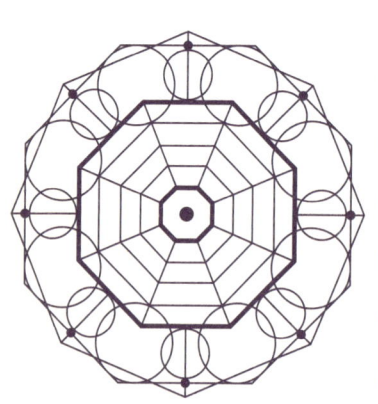

Sua evolução é a evolução do Universo, da Consciência Universal, porque todos somos um. O Todo é tudo que há. Confie que existe uma força maior cuidando de cada detalhe e de cada ser que existe no sistema. Todos estão sendo cuidados, guardados e orientados, porque se todos crescem, o sistema cresce. A Consciência do Todo também se expande.

É natural sentir desejo. É natural ansiar por mais. Não se culpe por isso. O contraste vem, bate na gente, e o desejo nasce desse conflito. E esse desejo é recebido pelo seu Eu Superior, que guarda essa semente, nutrindo-a e arrumando meios de trazer a realização dela para você. Contudo, é necessário que você se coloque nesse fluxo, na correnteza desse rio da Vida que te leva. Não lute contra ela, deixe-a te levar.

O rio sabe o que faz.
O fluxo sabe para onde ir.
Os caminhos que ele toma são
de responsabilidade do Universo,
e ele conhece todas as coisas,
porque ele É todas as coisas;
então, solte e se entregue.
Confie que a sua vitória
é a vitória do Universo.

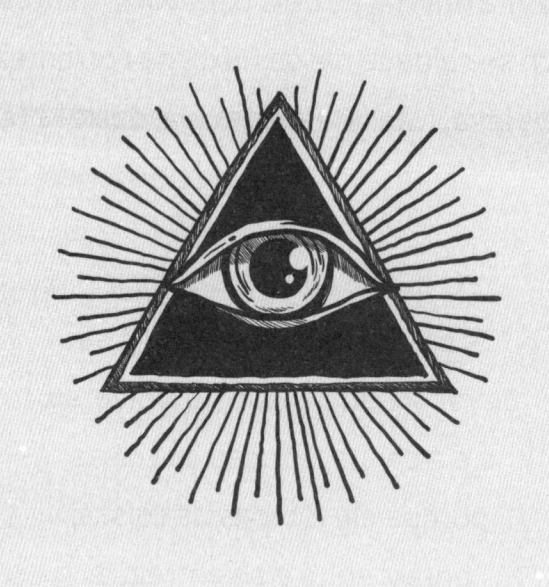

Obras citadas ao longo deste livro

CAMPBELL, Thomas. *Minha grande teoria de tudo*: funcionamentos internos. Tradução de Mario J. P. Santos. São Paulo: M. J. P. Santos, 2017.

CLASON, George Samuel. *O homem mais rico da Babilônia*. Bom Sucesso, RJ: Ediouro, 2005.

COUTO, Hélio. *Ressonância harmônica*: você cria a sua própria realidade. São Paulo: Linear B, 2014, recurso eletrônico.

HOLIDAY, Ryan. *O ego é seu inimigo*: como dominar seu pior adversário. Tradução de Andrea Gottlieb. Rio de Janeiro: Intrínseca, 2017, recurso eletrônico.

KIYOSAKI, Robert; LECHTER, Sharon. *Pai rico, pai pobre*: o que os ricos ensinam a seus filhos sobre dinheiro. Tradução de Maria José Cyhlar Monteiro. Rio de Janeiro: Campus, 2000.

MOORJANI, Anita. *Morri para renascer*: minha jornada através do câncer, uma experiência de quase morte e a descoberta da verdadeira cura. Tradução de Claudia Gerpe Duarte e Eduardo Gerpe Duarte. São Paulo: Pensamento, 2014.

MURPHY, Joseph. *O poder do subconsciente*. Tradução de Ruy Jungmann, Maria Clara de Biase. Rio de Janeiro: BestSeller, 2021, recurso digital.

NAIMY, Mikhaïl. *O livro de Mirdad*: um farol e um refúgio. Tradução da Equipe de Tradutores do Lectorium Rosicrucianum. 7. ed. Jarinu, SP: Pentagrama Publicações, 2014.

OSHO. *O Livro do Ego*: liberte-se da ilusão. Rio de Janeiro: BestSeller, 2015.

OSHO. *Fama, fortuna e ambição*: qual é o verdadeiro significado do sucesso? Academia, 2017.

PROCTOR, Bob. *Você nasceu rico.* 2. ed. Tradução de Ilda Pegorini. Curitiba, PR: Editpress, 2018.

PROCTOR, Bob; REID, Greg S. *Penso e acontece:* o poder de transformar as suas ideias em realidade. Porto Alegre: Citadel, 2018.

ROBBINS, Tony. *Poder sem limites*: a nova ciência do sucesso pessoal. Tradução de Muriel Alves Brazil. Rio de Janeiro: BestSeller, 2017, recurso digital.

ROBBINS, Tony. *Desperte seu gigante interior*: como assumir o controle de tudo em sua vida. Tradução de Haroldo Netto, Pinheiro de Lemos. Rio de Janeiro: BestSeller, 2017, recurso digital.

RUECKERT, Carla L. *The RA Contact*: teaching the Law of One. Volume I. Louisville, Kentucky: L/L Research, 2018.

SETH Speaks: the eternal validity of the soul. Canalizado por Jane Roberts. Notas de Robert F. Butts. Amber-Allen Publishing & New World Library, 1994.

TOLLE, Eckhart. *O poder do agora*: um guia para a iluminação espiritual. Tradução de Iva Sofia Gonçalves Lima. Rio de Janeiro: Sextante, 2010, recurso digital.

TRÊS INICIADOS. *O Caibalion*: um estudo da filosofia hermética do Antigo Egito e da Grécia. Tradução, apresentação e notas de Edson Boni. São Paulo: Mantra, 2019.

WALSCH, Neale Donald. *Conversando com Deus*: o diálogo que vai mudar a sua vida. Tradução de Maria Clara de Biase W. Fernandes. Rio de Janeiro: BestSeller, 2021, recurso digital.

Transformação pessoal, crescimento contínuo, aprendizado com equilíbrio e consciência elevada. Essas palavras fazem sentido para você? **Se você busca a sua evolução espiritual, acesse os nossos sites e redes sociais:**

Leia Luz – o canal da Luz da Serra Editora no YouTube:

Conheça também nosso **Selo MAP – Mentes de Alta Performance:**

No **Instagram**:

Luz da Serra Editora no **Instagram**:

No **Facebook**:

Luz da Serra Editora no **Facebook**:

Conheça todos os nossos livros acessando nossa loja virtual:

Conheça os sites das outras empresas do Grupo Luz da Serra:

luzdaserra.com.br

iniciados.com.br

luzdaserra

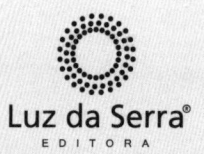

Luz da Serra ® EDITORA

Avenida Quinze de Novembro, 785 – Centro
Nova Petrópolis / RS – CEP 95150-000
Fone: (54) 3281-4399 / (54) 99113-7657
E-mail: loja@luzdaserra.com.br